フローチャート慢性腎臓病漢方薬

CKDの多様な症状や訴えに!

著　新見正則
オックスフォード大学 医学博士
新見正則医院 院長

和田健太朗
日本鋼管福山病院
内科腎臓専門部長・透析センター長

どんな訴えにも
対応できます!

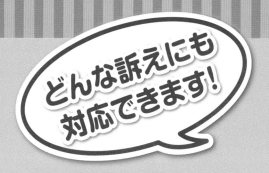
株式
会社 新興医学出版社

Flow Chart for Prescription of Kampo Medicine for Chronic Kidney Disease and Dialysis

Masanori Niimi, MD, DPhil, FACS,
Kentaro Wada, MD, PhD

© First edition, 2022 published by
SHINKOH IGAKU SHUPPAN CO. LTD., TOKYO.
Printed & bound in Japan

推薦の言葉

　フローチャート漢方薬に新たな専門家の知恵が加わりました．最新の西洋医学で対応しても複雑な病態で治療に行き詰まるような腎臓疾患のケースに漢方薬を上乗せして奏功することがあります．患者さんのつらい症状に漢方薬が役に立ちます．

　本書の著者の和田健太朗先生は，腎臓疾患の専門医であると同時に漢方薬のエキスパートでもあられます．標準的な西洋医学をベースに，西洋医学では対応しきれない患者さんの困った症状に漢方薬を処方して満足度の高い診療を実践しておられます．

　本シリーズでは，それぞれの専門医が実際に専門領域で使用して効果の実感できた漢方薬をフローチャートで紹介していますので，専門医がすぐに漢方薬治療をご自身の診療に取り入れることが可能です．

　なお，和田先生によりますと，腎臓疾患領域では，とくにカリウムや甘草が臨床的に問題となることは少ないそうですので，安心して処方ができます．腎臓疾患の患者さんを広くフレイルな状態と捉えて対応する方法をわかりやすくおまとめくださいました．まだ腎臓疾患の患者さんに漢方薬を処方されていない専門医の先生方は，ぜひこのフローチャートですぐに始めてみるとよいでしょう．

2022 年 8 月　　　　　　日本東洋医学会元会長名誉会員

　　　　　　　　　　　　　　　　　　　松田邦夫

はじめに

　僕の挑戦のバトンが繋がったことに感慨無量です.

　僕はこれまで,ゼロからなにかを作り出す"Zero to One"に挑戦してきました.誰もやっていないことに挑戦する"Zero to One".振り返ってみると,僕のこれまでの軌跡はこの挑戦の連続でした.外科医で始まった僕の社会人人生ですが,そこにオックスフォードの免疫学というサイエンスを加え,大学で移植免疫学の教室を構えました.セカンドオピニオンを本邦で初めて保険診療で行い,セカンドオピニオンの啓蒙・普及に尽力しました.静脈外科に世間の関心が薄い時代に,大学病院で静脈外科を精力的に行いました.そして,多数のセカンドオピニオンの経験によって,西洋医学の限界に保険適用の漢方エキス剤で西洋医が対応するモダン・カンポウに結実しました.モダン・カンポウは,従来型の漢方の勉強,経験豊富な師のもとで漢方理論を徹底的に学び,漢方診療を極め,煎じ薬を中心に診療を行うという勉強を否定するものではありません.しかし,このような勉強方法では西洋医学の専門家が「ついでに(西洋医学の補完医療として)」漢方を使うにはハードルが高すぎるのです.そこで,漢方理論も漢方診療も必須ではないという立ち位置で困っている患者さんに漢方エキス剤を処方しようという作戦を展開しました.この作戦が途中で潰されなかったのは僕の師匠である松田邦夫先生のお力添えのおかげです.松田邦夫先生は「いろいろな漢方があっていい」と常日頃仰っています.まず,西洋医学で対応して,それでも困っている患者さんにモダン・カンポウで対応し,さらにそれでも治らない時に,しっかり

漢方を極めた医師が治療を引き継げばよいと思います.

　最近は漢方の専門家も遠隔診療を行う時代になりました.完璧な漢方診療ができない遠隔診療を漢方の専門家が行うのです.とうとう専門家もモダン・カンポウ的立ち位置に近づく時代になりました.僕の Zero to One の挑戦はひと区切りと思います.そして,モダン・カンポウをパクった書籍も多数発刊されるようになりました.僕は,困った患者さんが少しでも救われることを目標にモダン・カンポウを全力で普及してきましたので,それもまたよしです.そして Zero to One のバトンは多くの先生方に引き継がれました.この書籍の著者,和田健太朗先生はバトンを引き継いでくれた先生のお一人です.腎臓の専門家がモダン・カンポウ的立ち位置で臨床にすぐに役立つことをまとめてくれました.腎臓疾患の領域で苦しんでいる多くの患者さんに漢方薬の恩恵があることを願っています.

　僕の次の挑戦は,明らかな臨床的エビデンスがある生薬や漢方薬を探して啓蒙・普及することです.Zero to One は僕1人ではできません.新興医学出版社の方々を含めて多くの仲間の助けがあって成し遂げられました.そして Zero to One からバトンが繋がると,ますます多くの方々の実行力や応援が必要です.ゼロで始まったモダン・カンポウが1になり,そして10になり,無数に拡がっていくことを願っています.

2022 年 7 月

新見正則

目　次

CKD 保存期の各種症状へのフローチャート　和田健太朗

透析の特殊な症状へのフローチャート　和田健太朗

CKD 保存期＆透析のプライマリ・フローチャート　和田健太朗

●呼吸器

●消化器

●血液

●耳鼻・咽喉

●皮膚

※本書で記載されているエキス製剤の番号は，株式会社ツムラの製品番号に準じています．番号や用法・用量は，販売会社により異なる場合がございますので，必ずご確認ください．

※本書は基本的に保険適用の漢方薬を記載しています．

※本書は使いやすさを最優先とし，一般的に使用されている商品名で記載いたしました．なお，ジェネリックが主流となっている薬剤は一般名で記載いたしました．

略語一覧

AKI	acute kidney injury	急性腎障害
CKD-MBD	chronic kidney disease-mineral and bone disorder	慢性腎臓病に伴う骨・ミネラル代謝異常
CKD	chronic kidney disease	慢性腎臓病
DKD	diabetic kidney disease	糖尿病性腎臓病
EAT	epipharyngeal abrasive therapy	上咽頭擦過治療（Bスポット治療）
EPS	encapsulating peritoneal sclerosis	被嚢性腹膜硬化症
ESA	erythropoiesis stimulating agent	赤血球造血刺激因子製剤
HFrEF	heart failure with reduced ejection fraction	左室駆出率の低下している心不全
HFpEF	heart failure with preserved ejection fraction	左室駆出率が保持されている心不全
PAD	peripheral arterial disease	末梢動脈疾患
PPI	proton pump inhibitor	プロトンポンプ阻害薬
RAS	renin angiotensin system	レニン・アンジオテンシン系
TPN	total parenteral nutrition	中心静脈栄養

88002-893 JCOPY

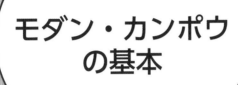

モダン・カンポウ
の基本

新見正則

西洋医のためのモダン・カンポウ

　漢方薬が救急で効果を発揮するためには，西洋医が漢方を使用することが必要です．腹部や脈，舌などの漢方の古典的診察によるヒントを用いなくても，役に立てば漢方薬を使用すればよいのです．そして漢方薬は保険適用となっています．

　疑う前にまず使ってみましょう．そんな立ち位置がモダン・カンポウです．漢方薬は食事の延長と思って使用して構いません．しかし，確かに漢方には薬効があります．つまりまれに副作用も生じます．何かあれば中止しましょう．それだけの注意を払って，患者さんに使用してください．

西洋医学の補完医療の漢方（モダン・カンポウ）

- 西洋医が処方する
- エキス剤しか使用しない
- 西洋医学で治らないものがメインターゲット
- 効かない時は順次処方を変更すればよい
- 現代医学的な視点からの理解を
- 古典を最初から読む必要はない
- 漢方診療（腹診や舌診）はしたほうがよいが必須ではない
- 明日からでも処方可能

大塚敬節先生は上記のような処方方法を「漢方薬治療」と呼んでいました．　　　　　　　（「大塚敬節著作集」より）

88002-893 JCOPY

漢方薬の副作用

何か起これば中止ですよ

　保険適用漢方エキス剤を1包内服しただけで死亡した事例はありません．また，保険適用漢方エキス剤で流産・早産した報告も皆無です．漢方薬はOTCでも売られており，医師の処方箋がなくても薬剤師の先生や登録販売者の判断で投与できる薬剤です．つまり一番安全な部類の薬剤なのです．しかし，薬効がある以上，まれに副作用も出現します．そんな副作用は徐々に，ボツボツ起こるので，「なにか起これば中止ですよ」と言い添えればまったく心配ありません．

　しかし，理解力に欠ける高齢者では要注意です．「なにか起これば中止ですよ」の意味がわからないことがあるからです．そんな時は，2週間に一度の診察を行うことで安全に処方できると考えています．

麻黄剤

　麻黄からエフェドリンが長井長義博士により単離されました．麻黄を含む漢方薬（麻黄剤）を漫然と長期投与すると血圧が上昇することがあります．注意して使用しましょう．麻黄剤を長期投与する時は血圧計を購入してもらって，そして血圧が上がるようなら再受診や電話相談をするように指示します．それを嫌がる患者さんには2週間毎の受診を勧めれば問題ありません．

　「麻」の字が含まれる漢方薬，麻黄湯㉗，麻杏甘石湯㊺，麻杏薏甘湯㉘，麻黄附子細辛湯⑰，に麻黄が含まれていることは簡単に理解できます．問題は「麻」の字が含まれないが麻黄

を含む漢方薬です．葛根湯①，葛根湯加川芎辛夷②，小青竜湯⑲，越婢加朮湯㉘，薏苡仁湯(52)，防風通聖散(62)，五積散(63)，神秘湯(85)，五虎湯(95)などです．ちなみに升麻葛根湯(101)の「麻」は升麻，麻子仁丸(126)の「麻」は麻子仁のことで麻黄とは無関係です．

甘草含有漢方薬（医療用漢方製剤の禁忌項目）

①アルドステロン症の患者
②ミオパチーのある患者
③低カリウム血症のある患者
〔これらの疾患及び症状が悪化する可能性がある〕

半夏瀉心湯⑭	小青竜湯⑲
人参湯㉜	五淋散(56)
炙甘草湯(64)	芍薬甘草湯(68)
甘麦大棗湯(72)	芎帰膠艾湯(77)
桂枝人参湯(82)	黄連湯(120)
排膿散及湯(122)	桔梗湯(138)

（1 日量として甘草を 2.5 g 以上含有する方剤）

甘草はグリチルリチンを含みます．長期投与すると偽アルドステロン症を発症することがあります．血圧が上昇し，血清カリウムが下がり，そして下肢がむくみます．甘草が 1 日量で 2.5 g を超えると薬剤師の先生から，甘草の量を把握したうえで処方しているかの確認の電話をもらうことがあります．

しかし，他院で芍薬甘草湯(68)を 1 日 3 回数年間処方されてもまったく問題ない患者さんが何人もいました．芍薬甘草湯(68)は構成生薬が 2 種類で漫然と投与すると耐性を生じ，また偽アルドステロン症の危険もあります．漢方を理解して処方していれば起こらないことですが，現実的に残念ながら起

表1 甘草 2.5 g 以上含む漢方薬

6 g	芍薬甘草湯❻❽
5 g	甘麦大棗湯❼❷
3 g	小青竜湯❶❾，人参湯❸❷，五淋散❺❻，炙甘草湯❻❹， 芎帰膠艾湯❼❼，桂枝人参湯❽❷，黄連湯❶❷⓪， 排膿散及湯❶❷❷，桔梗湯❶❸❽
2.5 g	半夏瀉心湯❶❹

こっていることです．甘草含有量が多い漢方薬は表1のとおりです．

　一方で甘草は 128 内服薬中 94 処方に含まれています．すると漢方薬の併用で甘草は重複投与となり，甘草の量が 2.5 g を超えることは多々あります（表2）．注意すればまったく問題ないことですが，漫然とした長期投与は要注意です．

　利尿剤を内服しているとカリウムが 4 以下となり不整脈を気遣う医師では，甘草含有漢方薬の投与を躊躇することがあります．そんな時は甘草を含まない漢方薬を知っていることが大切です．甘草を含まない漢方薬でも結構対応可能です．

　煎じ薬では去甘草（甘草を除く）とすればよいのですが，構成生薬が固定されている漢方エキス剤では特定の生薬を抜くことはできません．甘草を投与したくないけれど漢方薬を与えたい時は表3のなかから漢方薬を選ぶことになります．これらの甘草を含まない漢方薬でもいろいろな症状に対応可能です．

表2　エキス剤を複数処方する時は甘草の量に注意

処方①（甘草g）	処方②（甘草g）	①+②の甘草量（g）
芍薬甘草湯(68)(6)	柴胡桂枝湯⑩(2)	8
芍薬甘草湯(68)(6)	疎経活血湯(53)(1)	7
小青竜湯⑲(3)	小柴胡湯⑨(2)	5
苓甘姜味辛夏仁湯(119)(2)	小青竜湯⑲(3)	5
麦門冬湯㉙(2)	小柴胡湯⑨(2)	4
白虎加人参湯㉞(2)	小柴胡湯⑨(2)	4
麻杏甘石湯(55)(2)	小柴胡湯⑨(2)	4
苓甘姜味辛夏仁湯(119)(2)	小柴胡湯⑨(2)	4
葛根湯①(2)	桂枝加朮附湯⑱(2)	4
越婢加朮湯㉘(2)	防已黄耆湯⑳(1.5)	3.5
疎経活血湯(53)(1)	当帰四逆加呉茱萸生姜湯㊳(2)	3

※生薬が重なる時は，エキス剤では処方①＋②の合計，煎じ薬では多いほうのみを処方します．

88002-893 JCOPY

表３　甘草を含まない処方

麻黄剤	麻黄附子細辛湯(127)
瀉心湯	黄連解毒湯⑮，温清飲(57)，三黄瀉心湯(113)
柴胡剤	大柴胡湯⑧，柴胡加竜骨牡蛎湯⑫
参耆剤	半夏白朮天麻湯㊲
腎虚に	八味地黄丸⑦，六味丸(87)，牛車腎気丸(107)
血虚に	七物降下湯㊻，四物湯(71)
駆瘀血剤	当帰芍薬散㉓，桂枝茯苓丸㉕，大黄牡丹皮湯㉝
水毒に	五苓散⑰，小半夏加茯苓湯㉑，猪苓湯㊵
附子剤	真武湯㉚
建中湯	大建中湯(100)
下　剤	麻子仁丸(126)，大承気湯(133)
その他	半夏厚朴湯⑯，呉茱萸湯㉛，木防已湯㊱，茯苓飲(69)，辛夷清肺湯(104)，猪苓湯合四物湯(112)，茯苓飲合半夏厚朴湯(116)，茵蔯五苓散(117)，三物黄芩湯(121)，桂枝茯苓丸加薏苡仁(125)，茵蔯蒿湯(135)

小柴胡湯❾（添付文書の禁忌事項）

> ①インターフェロン製剤を投与中の患者
> ②肝硬変，肝癌の患者
> ③慢性肝炎における肝機能障害で血小板数が 10 万/mm³ 以下の患者

　保険適用漢方エキス剤で唯一の禁忌項目は小柴胡湯❾にあります．

　高齢者では原発性肝癌や転移性肝癌に罹患している人も少なくありませんので，注意が必要です．

　なお，この禁忌事項は小柴胡湯❾にのみ適応され，不思議なことに小柴胡湯❾含有漢方薬である柴胡桂枝湯❿，柴陥湯❼，柴朴湯❾，小柴胡湯加桔梗石膏⓾，柴苓湯⓯には禁忌の記載はありません．

腸間膜静脈硬化症

　最近注目されている山梔子による副作用です．山梔子含有漢方薬を 5 年以上内服している時には特に注意が必要といわれています（**表4**）．下痢，腹痛，便秘，腹部膨満，嘔気，嘔吐などが繰り返し現れた場合や便潜血が陽性となった時は念のため，大腸内視鏡検査を行いましょう．僕はまったく気にせず使っていますが，こんな副作用があると知っておくことは大切です．

表4　山梔子を含む漢方薬

黄連解毒湯⓯，加味逍遙散㉔，荊芥連翹湯㊿，五淋散㊱，温清飲㊲，清上防風湯㊳，防風通聖散㊲，竜胆瀉肝湯㊻，柴胡清肝湯⑳，清肺湯⑳，辛夷清肺湯⑭，茵蔯蒿湯⑮，加味帰脾湯⑳　など

37 年前，僕は血管外科医として透析用シャントの造設術を多数行いました．オックスフォード大学博士課程で移植免疫学を 5 年ほど勉強している間，米国アトランタのエモリー大学の腎臓移植チームに数ヵ月加わり，ヘリコプターに乗ってドナーとなる臓器の摘出に行きました．僕がまだまだ若いころで，1 日でも患者さんの命を永らえさせることが医療チームの当然の使命と信じていました．そして 1998 年に帰国し，セカンドオピニオン外来を始めて，その後，漢方に出会いました．漢方で臨床の幅が拡がったと実感しています．還暦を過ぎ，患者さんの価値観に沿って寄り添うことが，実は延命よりも大切なのではないかと思えるようになりました．腎臓は，臓器移植でも人工臓器でも最も進んでいる分野です．透析治療を行えば腎不全で命を落とすこともありません．しかし，週に 3 回も透析の器械に縛られるのは不自由で面倒です．つらいことです．でも，生き延びて下さい．「一病息災」と僕の漢方の師匠である松田邦夫先生は仰います．「病になった人のほうがかえって健康に気をつけて長生きする」という意味です．起こってしまった病は受け入れて，死ぬまで元気に生き抜いてもらいたいのです．所詮，人は死にます．誰もが少しずつ壊れながら死に向かっています．まわりの人に助けてもらって，ちょっと迷惑をかけながら，精一杯生き抜いて下さい．

闘病に疲れたとき，加味帰脾湯（かみきひとう）❶❸❼がお勧めです．

（新見）

慢性腎臓病 漢方薬早見表

参耆剤（人参＋黄耆） → 気力・体力の改善（気虚）

六味丸類（地黄＋山茱萸＋牡丹皮） → 初老期の訴え（腎虚）

附子剤（附子を含む） → 冷えの改善

気剤（香附子＋蘇葉＋厚朴を含む） → 気の巡りの改善（気うつに）

四物湯類（当帰＋芍薬＋川芎＋地黄を含む） → 貧血の改善（血虚に）

四君子湯類（人参＋茯苓＋蒼朮＋甘草を含む） → 食欲・気力をつける（気虚に）

桂枝湯類（桂皮＋芍薬＋甘草＋生姜＋大棗を含む） → 体調を整える

利水剤（茯苓，朮，沢瀉，猪苓，半夏，防已を2つ以上含む） → 水分のアンバランスの改善

建中湯類（膠飴を含む） → 虚弱者の体質改善

柴胡剤（柴胡を含む） → こじれた病態の改善

瀉心湯類（黄連＋黄芩を含む） → 熱を冷ます

駆瘀血剤（桃仁，牡丹皮，紅花，大黄，当帰を2つ以上含む） → 血の溜りを改善

温性駆瘀血剤（当帰を含み地黄を含まない） → 血の溜りを改善

大黄剤（承気湯類）→大黄（＋芒硝）を含む → 便秘を改善

少ない種類の生薬で構成 → 急な症状の改善

特に慢性腎臓病向け

22

→ 補中益気湯❹, 十全大補湯❹, 人参養栄湯⓲

→ 八味地黄丸❼, 牛車腎気丸⓱

→ 牛車腎気丸⓱, 真武湯❸, 桂枝加朮附湯⓲

→ 半夏厚朴湯⓰, 香蘇散⓰

→ 十全大補湯❹, 疎経活血湯❺, 七物降下湯❹

→ 六君子湯❹, 十全大補湯❹

→ 桂枝加芍薬湯❻, 桂枝加朮附湯⓲, 当帰四逆加呉茱萸生姜湯❸

→ 五苓散⓱, 猪苓湯❹, 防已黄耆湯⓴

→ 大建中湯⓾

→ 柴胡桂枝湯❿, 加味逍遙散❷, 抑肝散加陳皮半夏❽

→ 半夏瀉心湯⓮, 黄連解毒湯⓯

→ 桂枝茯苓丸❷, 桃核承気湯❻, 通導散⓯

→ 当帰芍薬散❷, 当帰建中湯⓫

→ 桃核承気湯❻, 通導散⓯

→ 芍薬甘草湯❻

CKD 保存期・透析漢方薬の基本

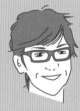

和田健太朗

なぜ CKD に漢方薬治療？

　本書を手にされた読者の方々は，『一般的な型通りの医療を施したにも関わらず，患者さんの症状が十分に改善しない』，『検査で異常はみられないのに，治療できない訴えがある』など，現場での治療に困った経験があり，標準治療を行っても残念ながらうまくいかない症例に日々悩まれており，その隙間を埋めるような治療を探しておられるのではないでしょうか？

　CKD 保存期＆透析の診療における著者の漢方薬治療の目的は，腎臓病の標準治療の隙間を埋めることだけでなく，標準治療をサポートすることでもあります．西洋医学の標準治療を無視して，漢方治療で驚くような効果を出すことや，漢方薬でミラクルを起こすことを目的にしているわけではありません．あくまでも標準治療を行うことを基本とした上で，漢方治療を行うよう心がけています（表4）．

　是非，漢方治療を診療現場でうまく活用することにより，患者さんに楽になってもらい，診療への満足度を上げてください．まずは読者の皆さんにはできるだけ短時間で効率よく漢方治療を習得していただきたいと思います．本書はフローチャート方式とすることにより，初心者でも簡単に安心して漢方薬を処方できます．また，いくつか選択肢を用意しましたのでその中から効かなかったとき，次の一手を処方してください．患者さんに寄り添い，満足度の高い治療の実現に役立てていただけると考えます．

　ご存じのように，腎臓病の中には現代医学でも根治が難しい疾患が多く存在します．長く患うことに伴い，多疾患併存

88002-893 JCOPY

> **表 4　CKD 保存期＆透析患者さんに漢方薬を用いる意義**
>
> ・CKD の中でも特に透析患者さんでは，様々な症状・合併
> 　症を抱えており，西洋医学による治療に行き詰まるケー
> 　スにしばしば遭遇します．西洋医学的に考えられる治療
> 　を行っても効果が不十分，または治療法がない場合で
> 　も，漢方薬が奏功することがあります．
> ・全身の様々な症状に対しては，漢方薬を処方することに
> 　より，西洋薬の処方数を最小限に抑えることが可能にな
> 　ります．
> ・体力の低下した高齢の CKD 保存期＆透析患者（多くは体
> 　力がなく弱々しい）に対しても，漢方薬は安全に使用で
> 　きます．
> ・以上より，CKD 保存期＆透析診療の現場で漢方薬が果た
> 　す役割は大きいと考えます．

状態（multimorbidity）となり，多くの症状や訴えが出てき
ます．これらに対し，西洋医学では，薬剤をガイドライン通
りに処方していくうちにポリファーマシーとなり，医療費が
高額になります．一方，漢方薬治療では，多くの訴えに対し，
通常 1 種類もしくは，相性の良い 2 種類の処方で治療を行い
ます．つまり，多くの訴えも 1〜2 種類の漢方製剤で治療でき
ることになり，ポリファーマシーの予防だけでなく，医療費
の削減にも繋がる可能性があります．

現在の数値や症状に合わせて
漢方薬を選ぶ

　西洋医薬による治療，食事・運動療法などの介入をしっかりと行ったうえで漢方薬治療を上乗せします．

　腎臓病の漢方薬治療では，誰もが同じ漢方薬を飲むのではなく，患者さんの症状や体質，血液検査の数値や，現在行われている治療などによっても服用してもらう漢方薬は異なってきます．また，クレアチニンの数値によっても漢方薬が異なります（**表5**）．

　漢方薬治療では，腎機能・尿検査などの，臨床データだけでなく，全身倦怠感・浮腫・排尿障害・頭痛・血圧上昇・皮膚掻痒症・消化器症状・貧血等の不快症状の改善も同時に目指します．

　かつては見えない病気であったものの中に，医学の発展により見える病気になったものは数多く存在します．高血圧症・高コレステロール血症など，現在なら検査数値によって判明する病態の多くは，疾病として認識されていませんでした．その中でも終末像だけが病気と認識され，治療の対象でした．末期のCKDに伴う尿毒症はその一例です．

　医学の進歩により早期のCKDで発見・対処できれば，進行の抑制が可能になりつつありますが，未だに末期腎不全から透析が必要となる方は後を絶ちません．一方，CKDに対する漢方薬治療は無力だとされてきましたが，近年CKDの治療手段になりうることも明らかにされつつあります．

88002-893 JCOPY

表5　CKD頻用処方	
むくみ (腎性浮腫)	五苓散⑰，柴苓湯(114)，牛車腎気丸(107)，木防已湯㊱など
貧血 (腎性貧血)	十全大補湯㊽，加味帰脾湯(137)など
糖尿病 (糖尿病性腎臓病)	八味地黄丸⑦，牛車腎気丸(107)など
高血圧 (腎硬化症)	七物降下湯㊻，釣藤散㊼など
クレアチニンが 1〜3 (CKDG1-3b)	八味地黄丸⑦，牛車腎気丸(107)，七物降下湯㊻，釣藤散㊼
クレアチニンが 4〜5 (CKDG3b-4)	八味地黄丸⑦，牛車腎気丸(107)，七物降下湯㊻，釣藤散㊼，十全大補湯㊽，補中益気湯㊶，五苓散⑰，真武湯㉚，六君子湯㊸など
クレアチニンが 5以上 (CKDG5)	八味地黄丸⑦，牛車腎気丸(107)，七物降下湯㊻，釣藤散㊼，防已黄耆湯⑳，十全大補湯㊽，補中益気湯㊶，五苓散⑰，真武湯㉚，六君子湯㊸など
慢性維持透析期 (CKDG5D)	八味地黄丸⑦，牛車腎気丸(107)，七物降下湯㊻，釣藤散㊼，防已黄耆湯⑳，十全大補湯㊽，補中益気湯㊶，人参養栄湯(108)，五苓散⑰，真武湯㉚，六君子湯㊸，麻子仁丸(126)，潤腸湯(51)など

※赤字の4つの漢方薬はCKDの全てのステージにおいて頻用される重要なCKDの基本処方ともよぶべき漢方薬です．

CKD 保存期＆透析患者の食事制限と漢方薬の副作用

1. 電解質，特にカリウムの問題

　漢方薬を構成する生薬は電解質や微量元素を豊富に含みますが，カリウム・アルミニウムに関しては通常の食品と比べて決して多くありません．医療用漢方薬のカリウム含有量は1包中に約4～50 mg 程度です．例えば，透析患者でこむら返りに頻用される芍薬甘草湯❻❽の場合，2.5 g（1包）製剤中のカリウム含有量は約10 mg と問題にならないレベル（通常の透析患者の食事療法ではカリウム制限を1日 1,500 mg 以下）であり，カリウムの蓄積性に注意する必要性は少ないと考えられます．

2. 生薬の副作用（甘草）

　甘草は芍薬甘草湯❻❽をはじめとして，多くの漢方薬に含まれており，甘草の一成分グリチルリチンが偽性アルドステロン症を引き起こす結果，低カリウム血症・血圧上昇・浮腫・体重増加を発現することがあります．したがって，甘草を含む漢方薬を使用する時は，定期的に血液検査を行う必要があります．ただ，偽性アルドステロン症については，（ある程度進行した保存期 CKD 患者さんや透析患者さんのように）高カリウム血症が臨床的に問題となる病態下では，偽性アルドステロン症としての低カリウム血症の副作用は，電解質バランスが相殺される結果，むしろメリットとなります．したがって，CKD 患者において甘草が臨床的に問題となることは少ないと考えられます．

88002-893 JCOPY

3. CKD 患者さんへの漢方薬投与法のコツ

　CKD では薬物代謝能が低下しているため，状況に応じ1日3回を2回などに減量しても構いません．また，特に無尿〜乏尿の透析患者さんでは，水分摂取過多のリスクがあるため，普段から透析間の体重増加が多い傾向にあるケースでは注意が必要です．漢方薬特有の「漢方臭」や「ざらつくような剤形」に不満を訴える患者さんに対しては，漢方薬服用ゼリー（龍角散）などを併用してもらうのも，アドヒアランスを高める1つの方法になるでしょう．

　投与期間については，急性疾患（感冒など）では1週間以内に，慢性疾患や重症疾患では2週間〜1ヵ月程度を目安にします．長期の投与を行っても改善が認められない場合は，処方内容を変更する必要があると考えます．実際に，ツムラのどの添付文書にも「重要な基本的注意」として，「本剤の使用にあたっては，患者の証（体質や症状）を考慮して投与すること．なお，経過を十分に観察し，症状・所見の改善が認められない場合には継続投与を避けること」と記載されています．一般的な血液透析患者さんの場合，週3回定期的に通院していただくため，問診などを通して身体の時間的変化をより正確に捉えることが可能です．この診療環境を漢方診療にうまく活用しましょう．

　さらに，CKD 患者さんの多くは虚弱で筋肉量の減少したいわゆるフレイル（虚証）に傾いているので，虚証向きの漢方薬を選ぶ方が無難です．つまり，麻黄・黄芩・黄連・大黄・桃仁・石膏・芒硝など，筋肉量が豊富で体力の充実した（実証）向けの生薬を含む漢方薬は奏効率が低く，附子・乾姜・桂皮・人参・当帰など，虚証向けの生薬を含む漢方薬の方が奏効率は高いと考えます．

まずは目の前の CKD 患者さんに
漢方薬を使ってみよう

　漢方薬は長く使わないと効果が得られないと思っている方は多いと思いますが，そうではありません．即効性を期待できるものも多くあります．例えば，透析診療に従事している医師の多くが一度は使用経験のある芍薬甘草湯❻❽です．そして，芍薬甘草湯❻❽を漫然と使用していると，以前のように効かなくなってきたと感じることはないでしょうか？　芍薬甘草湯❻❽は芍薬と甘草という 2 つの生薬だけを組み合わせた漢方薬です．漢方薬は構成生薬の数が少ないほどキレ味がよくなり，構成生薬の数が多いほど時間をかけて体質改善をめざすといったイメージとなります．また，甘草も多く含まれているので，甘草の副作用つまり，偽性アルドステロン症としての血圧上昇や低カリウム血症などの電解質異常症の発症リスクはほかの漢方薬より高いと考えられます．つまり，即効性と副作用を学べる漢方薬なのです．また，芍薬甘草湯❻❽のように構成生薬が 2 種類と少ない漢方薬は，基本的に頓用使用が勧められます．長期間使用していると効果が薄れるので，効かないと判断されている人には，疎経活血湯❺❸や牛車腎気丸⓻などに変更して効果を確認してみましょう．ちなみに，疎経活血湯❺❸の構成生薬は 17 種類と多く，耐性はできにくいものの，時間をかけてゆっくり効いてくるので，体質改善を目指すようなイメージで処方してください．

88002-893 JCOPY

医療用漢方エキス製剤の処方と保険診療

　改めて漢方薬の魅力を感じた大きな理由は，漢方薬は保険適応可能であり，通常の診療の延長で使用できることでした．鍼灸・整体・アロマ・その他の薬草療法など，世の中には多くの補完代替療法があります．そのなかから日本の西洋医が漢方を選ぶのは，ほかでもない，漢方薬は保険適用で自由に使えるからでしょう．しばしば，漢方薬の保険外しが議論されることがありますが，もし，漢方薬が自由診療になってしまえば，ほとんどの西洋医にとって漢方薬の魅力は失われることでしょう．

　当然ですが，保険診療と自由診療を併用する，いわゆる「混合診療」は原則として認められていません．医療用漢方エキス製剤の処方を保険診療で行う場合，いくつか条件があります（表6）．

　このうち，効果・効能については問題点があります．というのは，本来の漢方医学的な診断からみて保険病名に不足している効能・効果が多数あるのです．これは，薬局薬剤に一般用医薬品とその効果・効能が承認された後で，医療用医薬品が承認されたという歴史的な経緯があるためで，医療用漢方エキス製剤の適応症は一般用医薬品の適応症に「準ずる」ことになったとされています．

表6　漢方薬を保険診療で行うための条件

1	病名と適応症の記載が必要です．添付文書の効能または効果に記載のない文言は基本的に認められません．漢方医学的診断による病名，例えば「腎虚」・「胸脇苦満」・「陽明病」などは認められません．必要に応じて症状詳記も必要になることがあります．
2	・健康保険法やその他の各医療保険法等に規定された保険制度に従って漢方薬の処方を行うためには，ルール上，治療が目的の処方でなければいけません．予防のためや美容のためということだと，保険適用はできません． ・用法については，漢方薬は一律に，「食前又は食間に経口投与する」ものとして承認されています．そのため，医療機関からの処方では，ほとんどが「食前または食間」と指示されると思います．たとえ食後に服用しても問題のない漢方薬であったとしても，処方せんに「食後」の指示を記載するのは厳密にはルール違反となります．
3	複数の漢方エキス製剤を同時処方することは望ましくありません．特に3剤以上の同時処方では，支払基金から査定（制限）を受けることがあり，注意が必要です．

88002-893 JCOPY

急性腎障害と慢性腎臓病おさらい

　腎機能障害を診る場合は，急性腎不全である急性腎障害（AKI）と，慢性腎不全を含む慢性腎臓病（CKD）に分けて考えます.

1. 急性腎障害（急性腎不全）

　急性腎障害（AKI）の原因は実に様々です. 大きく, 腎前性・腎性・腎後性の3の機序に分類されます.

　腎前性の場合は, 腎臓に流入する血液量が減少することによることが主因とされます. 例えば, 嘔吐や下痢などによる脱水, 出血による循環血液量減少などの体液量減少, 心不全による血流障害, 不適切な降圧薬の使用（過剰な降圧）による腎血流の減少があります.

　腎性の場合は, 腎臓そのものの障害, 例えば, 膠原病などによる腎臓内の小血管の血管炎の発症, 薬剤性の尿細管・間質の炎症によるものがあげられます.

　腎後性では, 悪性腫瘍や尿路結石による尿路の閉塞が進んだ場合などに引き起こされます.

2. 慢性腎臓病（慢性腎不全を含む）

　尿蛋白の程度も加味した慢性的な腎機能低下による概念である慢性腎臓病（CKD）は疫学的調査の結果, CKDと心血管疾患（CVD）の進行には深い関連があることが明らかとなりました（心腎連関）. 心腎連関は腎疾患の原疾患の種類（糖尿病性腎臓病, 慢性糸球体腎炎, 腎硬化症）にかかわらず, 腎機能障害や蛋白尿の重症どの程度に依存する結果であった

ため，総称して CKD とよばれます．

3. 腎機能の評価

　腎機能の評価は，簡便には血清クレアチニン濃度と年齢，性別によって糸球体濾過を推算する方法（推算糸球体濾過量，estimated GFR：eGFR）が一般的です．血清クレアチニンは筋肉を材料とした代謝産物であり，筋肉量の多寡によって産生量が影響されます．つまり，eGFR はフレイル・サルコペニア状態にある，るい痩女性と，筋肉量の多い若年男性とでは，乖離をきたす可能性があります．これを是正するのが，血清シスタチン C によって GFR を推算する方法である，eGFR（cys）です．なお，保険診療では毎月の測定はできないなど測定間隔に制限があります．

4. CKD の重症度分類

　健康診断・人間ドック・医療機関での検査などで CKD を早期に診断し，適切な治療介入を行うことにより，CKD の重症化を防ぎ，CVD の発症を抑制することが重要です．CKD 患者さんの治療の中心はかかりつけ医となりますが，IgA 腎症や膠原病に合併する腎炎など特殊な腎疾患による CKD も少なくはないため，かかりつけ医と腎臓専門医との連携が大切です．かかりつけ医から腎臓専門医への紹介のタイミングについては，日本腎臓学会・医師会が紹介基準を公表しています（図 1）．ここでは，前述した eGFR と蛋白尿（簡便法）の程度により重症度が分けられています．蛋白尿の評価については，蓄尿を要する 24 時間尿蛋白排泄量に代わって尿蛋白/クレアチニン（Cr）比が，簡便で精度も高い評価法として広く用いられています．病状の安定した CKD 患者さんだ

88002-893 JCOPY

図1　CKD の重症度分類（2012 年改訂版）

原疾患	蛋白尿区分		A1	A2	A3
糖尿病	尿アルブミン定量 (mg/日)		正常	微量アルブミン尿	顕性アルブミン尿
	尿アルブミン/Cr 比 (mg/gCr)		30 未満	30~299	300 以上
高血圧 腎炎 多発性嚢胞腎 移植腎 不明 その他	尿蛋白定量 (g/日)		正常	軽度蛋白尿	高度蛋白尿
	尿蛋白/Cr 比 (g/gCr)		0.15 未満	0.15~0.49	0.50 以上
GFR 区分 (mL/分 /1.73 m²)	G1	正常または高値 ≧90			
	G2	正常または軽度低下 60~89			
	G3a	軽度~中等度低下 45~59			
	G3b	中等度~高度低下 30~44			
	G4	高度低下 15~29			
	G5	末期腎不全 (ESKD) <15			

重症度は原疾患・GFR 区分・蛋白尿区分を合わせたステージにより評価する. CKD の重症度は死亡・末期腎不全・心血管死亡発症のリスクを，　　　のステージを基準に　　→　　　→　　　の順にステージが上昇するほどリスクは上昇する（KDIGO CKD guideline 2012 を日本人用に改変）.（日本腎臓学会編：CKD 診療ガイド 2012. 東京医学社. 東京. 2012）

けでなく，短期間に急速に腎機能の悪化している患者さん，合併症管理が必要な CKD 保存期の患者さんまで幅広く網羅されており，難病医療費助成の審査基準になっているだけで

なく，かかりつけ医から腎臓専門医への紹介基準にも広く用いられています．

5. CKD（透析期）の現状

　わが国では高齢化をはじめとする様々な要因で，末期腎不全患者数が増加しており，腎代替療法のうち，わが国では血液透析療法を行う患者さんの割合が非常に高くなっています．透析患者数は34万人を超え，高齢化が進んでいますが，透析患者の増加は70歳以上の患者さんの増加によるものです．原疾患としては慢性糸球体腎炎が減少し，腎硬化症（第2位）によるものが増加しています．以前より最も原疾患で多い糖尿病によるものと併せ，特に心血管系合併症のある患者さんが増えています．

　透析治療では，腎臓の働きのうち，尿の産生・体液量を管理して溶質を排泄する機能のサポート（代替）を行います．腎臓の働きを完全に代用するわけではないため，透析導入後も食事療法（食塩制限やリン管理），生活習慣の是正，飲水制限は依然として必要です．また，腎臓のもつ内分泌機能としてのエリスロポエチンの産生低下については，エリスロポエチン作用を補うために，赤血球造血刺激因子製剤の投与や，低酸素誘導因子プロリン水酸化酵素阻害薬の投与が行われます．透析患者では鉄欠乏の合併も多いので，必要に応じて鉄補充も必要です．さらに，腎臓からのリン排泄低下による高リン血症，それに関連する副甲状腺ホルモンの上昇，FGF23の上昇，ビタミンDの活性化障害が関連し，末期腎不全とくに透析患者さんでは骨・ミネラル代謝異常（CKD-MBD）に陥りやすいとされます．特に，体内へのリンの貯留は異所性石灰化の進行などに影響を与え，問題となります．リンは食

88002-893 JCOPY

事中の蛋白質に多く含まれますが, 蛋白質も身体に必要な成分であるため, 食事中のリンと結合して体内へのリン吸収を抑えるリン吸着薬の投与が多くの患者さんで必要になります.

　透析患者さんの高齢化に伴い, フレイル, サルコペニア, 低栄養や消耗状態の患者さんが多くみられます. このような低栄養・消耗状態は生命予後や QOL, 健康寿命の短縮などにも関連するため, 栄養状態の改善（食事）や運動療法が対策として取られていますが, 根本的なものはなく, 漢方薬治療にもその可能性が残されています.

透析患者のフレイル・サルコペニア

　わが国では超高齢社会を迎えて，要支援・要介護の主因となる，フレイル，サルコペニアをいかに早く発見して予防介入するかが社会的に大きな関心事となっています．日本サルコペニア・フレイル学会のサルコペニア診療ガイドライン2017年版によると，サルコペニアの診断には Asian Working Group for Sarcopenia（AWGS）の診断基準を用いることが推奨されています（**表7**）．一方，フレイル診断の基準は

表7　Asian Working Group for Sarcopenia（AWGS）の診断基準	
対象者	60歳または65歳以上
筋肉量（ALM/身長^2）（kg/m^2，DXA法）	男性＜7.0 女性＜5.4
筋肉量（ALM/身長^2）（kg/m^2，BIA法）	男性＜7.0 女性＜5.7
握力（kg）	男性＜26 女性＜18
歩行速度（m/秒）	≦0.8

ALM：appendicular lean mass, DXA：dual energy X-ray absorptiometry, BIA：bioelectrical impedance analysis
（Liang-Kung Chen,et al.：Sarcopenia in Asia：consensus report of the Asian Working Group for Sarcopenia. J Am Med Dir Assoc, 2014；15（2）：95-101.より引用）
※ DXA は，X線による筋肉量測定法．BIA は微弱な電流で組織の電気抵抗（インピーダンス）を測定し筋肉量を割り出す方法．

88002-893 JCOPY

表8　日本人のフレイルの診断基準（J-CHS 基準）	
評価項目	J-CHS 基準
体重減少	6ヵ月間で2kg以上の体重減少
疲れやすい	（ここ2週間）わけもなく疲れたように感じる
通常歩行速度の低下	＜1.0m/秒（測定区間の前後1mに助走路を設けて計測する）
握力の低下	男性＜28kg，女性＜18kg（利き手）
身体活動量の低下	① 軽い運動，体操をしていますか？ ② 定期的な運動・スポーツ（農作業を含む）をしていますか？ 上記の2つの問いのいずれも「週に1回もしていない」と回答.

1～2項目で「プレフレイル」，3項目以上を満たせば「フレイル」と診断する. 該当なしは「ロバスト（健常）」.

(Satake S, et al：The revised Japanese version of the Cardiovascular Health Study criteria (revised J-CHS criteria). Geriatr Gerontol Int, 2020；20（10）：992-993.より引用)

Cardiovascular Health Study（CHS）基準ですが，日本人向けにアレンジした，J-CHS 基準が公表されており今後の日本人のスタンダードになると予想されます（表8）. CKD，特に透析期の患者さんでもこれらの基準を用いた検証が必要となるでしょう.

末梢動脈疾患（PAD）の患者さんでは，フレイルがあると血管内治療後の成績が悪く，救肢率が低下します. 同様に，サルコペニアがあると足病変が進行しやすくなるだけでなく，生命予後や心血管イベント発症とも関連します.

透析患者さんでは2～3人に1人がフレイル，サルコペニアを合併しており，生命予後や新規入院リスクと関連するといわれています．特にサルコペニアの診断項目のうち，握力や歩行速度の低下など身体機能がサルコペニアの転帰と関連します．

　また，低栄養であることは，PADの重症度と関連します．「サルコペニア診療ガイドライン2017年版」によると，サルコペニア発症の予防・抑制として，「適正な栄養，特に蛋白質を1.0 g/kg適正体重/日以上の摂取を推奨する」としています（エビデンスレベル：低，推奨レベル：強）．サルコペニア治療としては，「必須アミノ酸を中心とした治療により，膝伸展力の改善効果がある」との記載があります（エビデンスレベル：非常に低，推奨レベル：弱）．

　しかしながら，透析患者さんでは蛋白質摂取量が明らかに少なく，特に75歳以上では9割以上の患者さんで1.0 g/kg/日未満となっています．透析日では非透析日と比べて蛋白質摂取量が約2割少ないともいわれています．この主な原因として，①透析患者さんでは高リン血症予防の観点からリンを多く含む蛋白制限を指導されていること，②加齢による食事量の減少，③透析治療による蛋白質の漏出，④腎機能低下により筋蛋白合成阻害物質であるミオスタチンの発現が多くなること，⑤透析患者さんは慢性的な炎症状態にあり炎症による蛋白質の合成低下が起こる結果としての低栄養，⑥透析日は透析治療で外出するため食事を1食抜く食習慣になっている，などがあげられるでしょう．

　さらに，透析治療という大きな負担を抱え，日常生活に対する不安やストレスが強まり，抑うつ状態にあると思われる患者さんも多くいます．こういった患者さんでは，不眠症，

88002-893 JCOPY

意欲の低下，食欲不振などが起こりやすく，活動量も低下しがちです．その結果，筋肉量の減少にも繋がる可能性があると考えます．

現時点では，フレイル，サルコペニアの治療薬として確立したものはまだありません．しかし，その発症や進展には，ビタミンDやカリウム，葉酸，不溶性食物繊維，多価不飽和脂肪酸など，様々な栄養素の欠乏が関連するといわれており，透析患者さんにおいても，過度な蛋白制限を避け，様々な食材をバランスよく摂取することが必要であると考えます．

以上から，透析患者さんではフレイル，サルコペニアに早く気付き，栄養・食事療法や運動介入によって進行を防ぐことが，足の切断を防ぐ上でも重要な治療戦略となるでしょう．漢方薬による治療もその一助になると考えます．

　著者は高校時代から我流で漢方薬や鍼灸の本を読みふけるような，ちょっと変わった学生でした．東洋医学に大変興味はありましたが，医師になってしばらくの間は，漢方薬の世界から離れていました（1990年代前半，私が学んだ日本医科大学では，入学当時，日中医学研究会は休部状態でした．誰もいない埃だらけの部室を訪れると，古い先輩方の勉強会の資料が数多く残されていたのを憶えています．日本医科大学は和田啓十郎先生（1872-1916）や，奥田謙藏先生（1884-1961）をはじめとする日本漢方の先人や明治大正時代の開業医を多く輩出してきた，東京醫學校・濟生學舎を源流とする，日本最古の私立医大であるにも関わらず，です．もっとも，濟生學舎は西洋医学を熱心に教える学校だったようです）．卒業後も，当時の大学病院には一部を除いて漢方薬を熱心に使う医師はほとんどおらず，若手向けの勉強会などもほとんどありませんでした．

　のちに勤務した医療機関では多くの患者さんを診るなかで，西洋医学の限界に気がつき，漢方薬を手に取るようになりました．さらに，漢方の大家である三浦於菟先生や山田博一先生などの診察に陪席させていただく機会を得てからは，漢方専門医取得を目指した研修へと繋がっていきました．

（和田）

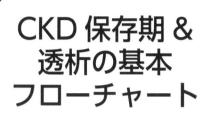

CKD 保存期 &
透析の基本
フローチャート

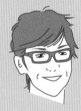

和田健太朗

CKD 保存期, 透析期いずれのステージであっても,
漢方治療に対する基本的な考え方は同じです.

CKD と診断されたら

血圧が高め

血圧が高くない

ワンポイントアドバイス

CKD と診断されれば，原疾患に対する特異的な治療と，CKD 全般に共通する標準治療（レニン-アンジオテンシン系阻害薬を中心とした血圧管理と蛋白尿の管理）が行われます．しかし，進行阻止効果には限界があります．できる限りのことをやってみたいと願う患者さんに対して，まずは七物降下湯㊻を根気強く（併用）処方してみましょう．

88002-893 JCOPY

基本

各種症状

特殊

呼吸器

消化器

血液

腎泌尿器

脳神経

運動器

精神

耳鼻咽喉

皮膚

>>> 七物降下湯 ㊻
（＋黄耆，ウチダ）

七物降下湯㊻には降圧効果と腎保護効果を期待できます．黄耆末が入手可能なら 1.5～3 g/日を加えると，さらなる腎機能温存効果を期待できます．

>>> 防已黄耆湯 ⑳
（＋黄耆，ウチダ）

血圧が高くない場合は防已黄耆湯⑳も有効です．黄耆末 1.5～3 g/日を加えると，さらなる腎機能の温存効果を期待できます．

ワンポイントアドバイス

　七物降下湯㊻や防已黄耆湯⑳に含まれる黄耆には，単独でも CKD 患者さんの血清クレアチニン濃度の上昇を抑える作用など，腎機能温存効果があることが近年明らかにされつつあります．七物降下湯㊻は現代医学の CKD に相当する「尿中に蛋白を証明し，腎硬化症の疑のあるもの，腎炎のための高血圧症」と大塚敬節先生は解説されています．

身体機能の低下とフレイル

エネルギー不足

附子が飲めない

ワンポイントアドバイス

漢方医学では加齢に伴う腰痛，骨粗鬆症，しびれなどの身体機能の低下を「腎虚」と呼びます．フレイル・サルコペニアも広義の腎虚と捉えることができます．八味地黄丸❼，牛車腎気丸⓲，六味丸⓷に共通して含まれる生薬である地黄，山茱萸，山薬，沢瀉，茯苓，牡丹皮には，滋養強壮作用があります．

各種症状
特殊
呼吸器
消化器
血液
腎膀胱
脳神経
運動器
精神
評価・嚥下
皮膚

八味地黄丸 ⑦

八味地黄丸⑦に牛膝と車前子を加えた，牛車腎気丸⑩
でも構いません．

六味丸 ⑧⑦

附子を飲むと胃に障る，胸がドキドキするなどという
方には，八味地黄丸⑦から附子と桂枝を除いた六味丸
⑧⑦を投与します．

ワンポイントアドバイス

附子には，トリカブト毒のアコニチン類（代謝物）の毒性
成分を含みます．漢方エキス製剤に用いる附子は，加圧・加
熱処理済み（修治）で毒性も極めて少ないので，まず問題に
なることはありません．ただ，交感神経作動性があるため，
不整脈や心疾患合併者に処方する際は，動悸の訴えの有無を
確認するなど，経過をよくみていきましょう．

食欲不振・低栄養とフレイル

食欲不振

すぐに満腹,
食後眠くなる

基本
各種症状
特殊
呼吸器
消化器
血液
肝胆膵
脳神経
運動器
精神
耳鼻・咽喉
皮膚

>>> 六君子湯 ㊸

消化器疾患一般に広く用いられている六君子湯㊸は,飲みやすく,胃の働きを改善し,食欲を維持させてくれます.

>>> 補中益気湯 ㊶

食欲不振だけでなく,急性・慢性疲労などの倦怠感を改善させる作用があります.

ワンポイントアドバイス

六君子湯㊸は,消化器系の弱っているものを治す四君子湯㊵と,胃内の水分停滞を治す二陳湯㊶を合わせたもの(合方)です.胃を動かし,悪心・嘔吐などを改善させる作用もあります.食欲不振という症状1つをとっても,様々な漢方薬が用いられます.ここでは代表的なものをあげました.

精神・心理的フレイル

気力・体力の低下

貧血を伴う

呼吸器症状・
神経症傾向

ワンポイントアドバイス

西洋医学では元気・生気がないといった「虚弱」という病態認識はなく，フレイルに対する薬物療法はありません．一方，漢方医学ではフレイルのような病態を虚証（華奢）と判断し，未病と捉えて治療してきました．（プレ）フレイルの段階から漢方薬を処方すれば要介護となることを遅らせ健康寿命を延長すること，そして医療費の節約も期待できます．

88002-893 JCOPY

基本

各種症状

特殊

呼吸器

消化器

血液

呼吸器

脳神経

運動器

精神

耳鼻・眼・皮膚

補中益気湯 ⑪

気力と体力の回復に役立ちます. 急性疲労, 慢性疲労だけでなく, 食欲の改善も期待できます.

十全大補湯 ⑱

この一剤で気力・体力回復にプラスして貧血様症状全般の改善にも役立ちます.

人参養栄湯 ⑩⑧

この一剤で気力・体力の低下, 貧血に加えて, 呼吸器合併症や不眠などの神経症傾向がみられるときは人参養栄湯⑩⑧が有効です.

ワンポイントアドバイス

参耆剤とは, 構成する生薬に人参と黄耆を含む漢方薬のことです. 医療用漢方製剤 148 種類のうち, 参耆剤は 10 種類あります（補中益気湯⑪, 十全大補湯⑱, 人参養栄湯⑩⑧, 帰脾湯㊺, 加味帰脾湯⑬⑦, 半夏白朮天麻湯㊲, 清暑益気湯⑬⑥, 清心蓮子飲⑪, 大防風湯㊼, 当帰湯⑩②）. 迷ったらまずは補中益気湯⑪を使ってみましょう.

高血圧症

ファーストチョイス

頭痛・頭重感など

不眠・焦燥・のぼせ

ワンポイントアドバイス

CKD患者さんの血圧管理に関しては，ガイドラインに従った西洋薬による治療を基本と心がけてください．糖尿病の合併や蛋白尿の有無，年齢などにより，レニン-アンジオテンシン（RAS）系阻害薬を基本として，カルシウム拮抗薬，サイアザイド系利尿薬などを用います．第1選択薬のみで目標血圧に達しない場合は，この西洋薬から2～3種類併用します．

88002-893 JCOPY

七物降下湯 ㊻

CKD 患者さんでは，降圧作用だけでなく，血清クレアチニン値や尿蛋白の改善効果も期待できる，マイルドな漢方薬です．

釣藤散 ㊼

頭痛，頭重感，不眠，めまいなどを伴う高血圧症には釣藤散㊼を処方します．

黄連解毒湯 ⑮

不眠，焦燥，熱感，イライラ感，のぼせ症状が目立つときに用います．

ワンポイントアドバイス

CKD 患者さんでは血圧の日内変動などを認めることも多く，腎機能や心血管合併症に悪影響を及ぼすことが知られています．特に高齢 CKD では過度の降圧や，RAS 系阻害薬による高カリウム血症が起こりやすいため降圧薬が使用しにくい患者さんや高血圧随伴症状を認めるときは，漢方薬を併用してみましょう．

降圧薬の副作用対策

> 浮腫

> ほてり・顔面紅潮

> 四肢の冷感など

ワンポイントアドバイス

例えば，収縮機能障害を伴う慢性心不全（HFrEF）に対する β遮断薬は，生命予後改善を期待してできる限り継続したいものですが，β遮断薬の体を冷やす作用は，冷感・ふらつき・めまい感など不快な副作用を引き起こすことがあります．このように西洋薬の副作用が出た場合も，副作用の軽減目的で漢方薬を併用すれば，標準治療を継続できます．

88002-893 JCOPY

五苓散 ⑰

カルシウム拮抗薬やACE阻害薬の副作用でしばしばみられる浮腫に用います.

黄連解毒湯 ⑮

カルシウム拮抗薬の副作用で，ほてりや顔面紅潮の出る方に用います.

真武湯 ㉚

β遮断薬による副作用で，四肢の冷感・倦怠感・脱力感・ふらつき・めまい感などを訴える場合に.

ワンポイントアドバイス

β遮断薬の副作用を緩和する目的で漢方薬の併用が役立ちます．例えば，身体を温める作用がある真武湯㉚は甘草を含まず，腎疾患・循環器疾患の患者さんには安全に使用できるのでお勧めです．同様にCa拮抗薬やACE阻害薬の副作用である浮腫には五苓散⑰が，Ca拮抗薬の副作用であるほてりや顔面紅潮に対しては黄連解毒湯⑮が，それぞれ有効です．

基本
各種症状
特殊
呼吸器
消化器
血液
腎・泌尿
脳神経
運動器
精神
耳・鼻・喉
皮膚

低血圧症

> ファーストチョイス ━━━

> めまい・たちくらみ ━━━

> 冷え ━━━

> 嘔気 ━━━

五苓散 ❶❼

起立性低血圧や透析中～透析後の血圧低下にも．体内の水分のアンバランスを改善させる働きがあります．

苓桂朮甘湯 ❸❾

めまい感，たちくらみ感が強い場合に用います．

真武湯 ❸⓿

身体を温める作用をもつ附子を含むので，冷えを訴えることの多いCKD患者さんに試してもよいでしょう．

半夏白朮天麻湯 ❸❼

嘔気などの消化器症状を伴う低血圧のときに用います．気力・体力を増強する参耆剤（人参と黄耆を含む漢方薬）の１つです．

ワンポイントアドバイス

著者の使用経験では，五苓散❶❼には透析治療時の除水に伴う plasma refilling の改善作用があると考えています．また，透析治療と関係なく起こる慢性の低血圧には，苓桂朮甘湯❸❾や真武湯❸⓿がよく効きます．真武湯❸⓿は附子を含むので，冷え症の傾向がある低血圧の方には良い適応と考えます．

動悸・不整脈

不整脈

体力低下

長引くのどの違和感

更年期の動悸

ワンポイントアドバイス

循環器疾患に漢方薬を処方する際は，まず基礎心疾患のないことを確認します．基礎疾患のある場合でも，西洋医学的な治療が行われることが原則です．それでも原因がわからず，解決しない症状に対しては漢方薬の出番となります．患者さんにとっては不快な症状は漢方薬で改善すればよいのです．

88002-893 JCOPY

炙甘草湯 ❻❹

一般的な不整脈，主に無害性の期外収縮に.

桂枝加竜骨牡蛎湯 ㉖

体力低下，神経衰弱，胃腸障害の存在がある方に.

柴朴湯 ❾❻

動悸を感じるときはいつものどの奥に違和感を感じる，と訴える方に.

加味逍遙散 ㉔

女性の更年期障害など様々な訴えの中でも，特に動悸を訴えるような場合に.

ワンポイントアドバイス

　炙甘草湯❻❹は古代の抗不整脈薬のようなものと考えられています. 柴朴湯❾❻は半夏厚朴湯❶❻と小柴胡湯❾を合わせた処方です. 西洋医学的な原因は明らかとなっていませんが，のどの奥や気管の違和感を訴える場合，漢方では咽中炙臠と呼ばれ，このようなときに半夏厚朴湯❶❻が用いられてきました.

漢方だけで CKD を治してください
と言われたら？

　治療法がないといわれてきた CKD ですが，様々な
エビデンスを集積した適切な集学的治療を行うことに
より，CKD 進行の抑制が可能な時代になってきてい
ます．CKD と診断されれば，原疾患に対する特異的な
治療と，CKD 全般に共通する標準治療が行われます．
しかし，介入が遅れると不可逆的な腎機能障害が進み
治療効果が十分に得られなくなるという CKD の特徴
が理解されず，未だに治療介入の遅れによる透析医療
となる患者さんも多く存在します．

　CKD 全般に対する薬物療法は，RAS 系阻害薬等の
降圧薬による血圧と蛋白尿の管理が基本ですが，近年
SGLT2 阻害薬に心腎保護作用を有することが大規模
臨床試験で示され，非糖尿病の CKD にも使用可能と
なりました．その他，合併症としての水・電解質・酸
塩基平衡，尿酸・脂質異常症の管理や，腎性貧血，
CKD に伴う骨・ミネラル代謝異常に対する治療も必
要です．以上より，CKD 保存期の段階から全身のケ
ア・マネジメントを行うことが重要です．

　これらの合併症に対し，従来の西洋医学の効果には
限界がありますが，漢方医学ではその補完を期待でき
ます．体力の低下した高齢者や CKD 患者さんにも漢
方薬は安全に使用できます．ただ，CKD の治療を漢方
薬治療だけにこだわるのはありえないことです．

　古人の叡智である漢方医学と，現代医療の素晴らし
い恩恵を受けられる時代に生きる我々は，両者のいい
とこ取りをして CKD の治療に役立てるべきではない
でしょうか？　　　　　　　　　　　　　　　（和田）

心不全

基
本
各種症状
特　殊
呼吸器
消化器
血　液
腎・泌尿器
脳神経
運動器
精　神
耳鼻咽喉
皮　膚

もくぼう い とう
木防已湯 ㊱

起坐呼吸，心窩部を押さえると抵抗，圧痛を訴える場合など．

ワンポイントアドバイス

　西洋医学的な治療が存在しない時代，心不全の治療には木
ぼう い とう
防已湯㊱が用いられていました．現在，心不全に対する治療
として漢方薬は第１選択になることはありませんが，西洋医
学的な治療が行われた上でも解決しないような心不全症状に
対しては，漢方薬を試してもよいでしょう．

冷え症

> ## 血の巡りが悪い

> ## しびれ・疼痛

> ## 下肢の脱力感

> ## 鼠径部周辺の圧痛

ワンポイントアドバイス

CKD の患者さんでは，CKD 保存期の段階から既に，PAD など心血管疾患の進行も始まっている（心腎連関）とされています．冷え症など末梢循環不全が疑われる場合は生理機能・画像検査で診断されれば，まずは西洋医学的な薬物療法を行い，必要に応じて経皮的血管形成術（PTA）などの血管内治療を検討した上で，漢方薬も試してみましょう．

基本

循環器症状

特殊

呼吸器

消化器

血液

腎泌尿器

脳神経

運動器

精神

耳鼻咽喉科

皮膚

 桂枝茯苓丸 25

血の巡りが悪い場合に. 加味逍遙散24でも OK です.

 桂枝加朮附湯 18

しびれや疼痛があるときに.

 八味地黄丸 7

下肢の脱力感, 冷感を訴えるときに (牛車腎気丸107でも構いません).

 当帰四逆加呉茱萸生姜湯 38

鼠経部付近を触ると圧痛やくすぐったいと訴える方, 末梢動脈疾患 (PAD) などによる間欠性跛行がみられる方に.

ワンポイントアドバイス

当帰四逆加呉茱萸生姜湯38は, 動脈閉塞による間欠性跛行だけでなく, 脊柱管狭窄症に伴う間欠性跛行にも跛行距離が延長するなどの効果を期待できます. 透析患者さんでは冷え症に加えて, 実際の体温 (平熱) が低い方も多くみられます. このような場合も漢方薬 (附子末を加えてもよい) の効果が期待できます.

浮腫

尿量減・口渇

膝に水が溜まる

発汗

ワンポイントアドバイス

　浮腫を伴う CKD の多くは低蛋白・低アルブミン血症を伴います．心腎連関により心不全を合併していることもあります．栄養をつけさせることも大切ですが，食事制限の問題もあり，なかなか難しいのが現状です．利尿薬・RAS 系阻害薬・β遮断薬など心不全治療薬の投与の他，体外循環（透析治療・ECUM）や腹水濾過濃縮再静注法（CART）等も行われます．

基本
各種症状
特殊
呼吸器
消化器
血液
肝胆膵
脳神経
運動器
精神
腎泌尿
皮膚

五苓散 ⓱
or 柴苓湯 ⓬

尿量が減り，口渇の訴えが強い場合に用います．浮腫全般に広く使用します．

防已黄耆湯 ⓴

膝に水が溜まるような浮腫には第1選択となります．

越婢加朮湯 ㉘

発汗を伴う場合に用います．

ワンポイントアドバイス

　五苓散⓱は水（体液）のアンバランスすべてに効果を発揮します．つまり，脳浮腫・胸水・腹水・四肢の浮腫など，部位を問わず応用可能な漢方薬です．炎症も伴うときは，五苓散⓱に，初期治療にこじれて亜急性期に移行した場合の頻用処方である小柴胡湯❾を加えた，柴苓湯⓬という選択もアリです．

高齢者の下腿浮腫

下腿浮腫を伴う心不全 ━━━

附子や地黄が飲めない ━━━

ワンポイントアドバイス

　近年，高齢者の心不全の増加，特に HFpEF の比率が増加しています．HFpEF には死亡率やイベント発生率を下げる効果が明確にされた治療法が現時点ではなく，ガイドライン上の推奨は「うっ血に伴う自覚症状軽減目的での利尿薬投与」のみです．ただ，利尿薬投与には腎機能悪化や電解質異常のリスクがあるため注意が必要です．

牛車腎気丸 ⑩

HFpEF（心機能の保持された心不全）などの心不全に
伴う浮腫には第1選択となります．

五苓散 ⑰

牛車腎気丸⑩に含まれる附子や地黄が体質的に合わな
い場合．

基本
各種症状
特殊
呼吸器
消化器
血液
腎泌尿器
脳神経
運動器
精神
耳鼻咽喉
皮膚

ワンポイントアドバイス

　心不全治療に適した利水剤には牛車腎気丸⑩，木防已湯㊱，
五苓散⑰などがあります．牛車腎気丸⑩のよい適応を端的に
表現すると「下腿浮腫を伴う高齢者の心不全」となります．
これらの漢方薬には，利尿薬投与がもつ副作用はありませ
ん．心不全の標準治療に漢方薬を取り入れることで，高齢者
にも優しい心不全治療が可能となります．

.

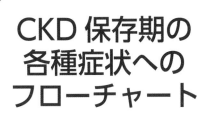

CKD 保存期の
各種症状への
フローチャート

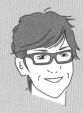

和田健太朗

腎機能・尿検査などの臨床データだけではなく，全身倦怠感・
浮腫・排尿障害・頭痛・血圧上昇・皮膚掻痒症・消化器症状・
貧血等の不快症状の改善もめざします．

心不全合併＋浮腫

ファーストチョイス

尿量減少

下肢の浮腫

起坐呼吸・心窩部の圧痛

ワンポイントアドバイス

　五苓散⑰は代表的な利水剤で，アクアポリン（AQP）を介した利尿作用をもつ薬であり，AQP3・AQP4・AQP5 の活性を阻害します．すると，トルバプタンと五苓散⑰を併用すれば，集合管主細胞に存在する AQP が阻害され，管腔から間質への水の流れ（再吸収）が抑制される結果，尿量が増えます．五苓散⑰の併用で，利尿薬の減量も期待できます．

➤➤➤ 西洋薬

利尿薬やトルバプタンなど，西洋医学の標準治療が圧倒的にファーストチョイスです．補助的に漢方薬を併用しましょう．

➤➤➤ 五苓散 ⑰

全身の水の水分バランスを調整する作用をもつ代表的な利水剤です．CKDの急性増悪で尿量減少時などにも．

➤➤➤ 牛車腎気丸 ⑩ or 真武湯 ㉚

牛車腎気丸が⑩飲めないなら真武湯㉚でも OK です．

➤➤➤ 木防已湯 ㊱

心筋保護作用，抗不整脈作用を期待して．

ワンポイントアドバイス

　牛車腎気丸⑩は八味地黄丸❼（老化現象を補う薬）に牛膝と車前子という利水作用のある生薬を加えたものです．八味地黄丸❼や牛車腎気丸⑩に含まれる桂皮・茯苓・沢瀉は，五苓散⑰との共通生薬でもあります．木防已湯㊱の構成生薬である防已と石膏には利水作用があり，防已には心筋保護作用・抗不整脈作用・血管拡張作用等もあります．

慢性糸球体腎炎

ファーストチョイス

上気道炎

柴苓湯 ⑭

柴胡含有漢方薬の小柴胡湯❾と五苓散⑰の合方である柴苓湯⑭が第 1 選択です.

柴朴湯 ⑯

上気道炎を繰り返しやすい腎炎の症例に対しては, 柴朴湯⑯の長期投与が有効です.

ワンポイントアドバイス

　柴苓湯⑭に当帰芍薬散㉓や八味地黄丸❼を併用してもよいでしょう. 柴朴湯⑯は小柴胡湯❾と半夏厚朴湯⑯の合方(厳密には生姜と半夏が重なる)です. 慢性糸球体腎炎の中でも特に IgA 腎症では, 上気道炎の反復が多いため気管支炎などに効果のある柴朴湯⑯が効果を示す症例をしばしば経験します.

ネフローゼ症候群

ファーストチョイス

セカンドチョイス

ワンポイントアドバイス

　ネフローゼ症候群の治療の基本は蛋白・塩分制限などの「食養生」ですが，高血圧を呈する場合は，血圧管理と糸球体過剰濾過の是正を目的に RAS 系阻害薬を投与します．ネフローゼ症候群では凝固能の亢進・血栓症の合併も多く，抗凝固療法や抗血小板療法も行われます．治療の基本はステロイドと免疫抑制薬となります．

88002-893 JCOPY

基本

各種症状

特殊

呼吸器

消化器

血液

腎臓泌尿

脳神経

運動器

精神

耳鼻・眼

皮膚

柴苓湯 ⑭

腎炎のみならず，ネフローゼ症候群でも第1選択薬となります．

防已黄耆湯 ⑳

腎保護作用があるとされる黄耆を含む漢方薬です．

ワンポイントアドバイス

　ネフローゼ症候群に対する漢方薬治療の第1選択は柴苓湯⑭です．微小変化型や膜性腎症の一部では，アレルギー要因による蛋白尿増加が指摘されており，ステロイド治療に反応しやすいものの，減量により再燃しやすいという問題点があります．柴苓湯⑭の併用により，寛解までの期間を短くし，ステロイドや免疫抑制薬の減量効果も期待できます．

　漢方薬のほか様々な補完代替療法が CKD 患者さん に行われていますが，この中でも，腎臓の血流を減少 させる病態を改善できるものに効果を期待できるので はないかと考えています．交感神経系の亢進状態・末 梢循環系の機能的な閉塞が想定されるような病態に対 しては，補完代替療法が有効なものが少なくありませ ん．腎には 500〜1,000 mL/分の血液が流れることに よって，腎機能は維持されています．したがって，腎 血流が障害されるような病態は，糸球体濾過量の低下 だけでなく，腎髄質の機能低下も引き起こします（腎 血流の 9 割以上は腎皮質に分布し，糸球体濾過をつか さどる）．糸球体濾過量は多少の血圧変動があっても， autoregulation system により一定に保たれていま す．一方，腎髄質の血流は autoregulation が弱く，血 圧変動の影響を受けやすいことがわかっています．こ のため，循環不全があると，腎臓内部の血流分布異常 が出現し，尿の希釈・濃縮・電解質（特にナトリウム） の排泄異常などが起こりやすくなります．

　さらに，糸球体血流量が減少すると，傍糸球体装置 からレニンの分泌が促され，アンジオテンシン II が増 加し，血圧上昇だけでなく，糸球体障害や蛋白尿の増 加などの問題を引き起こします．したがって，腎血流 量の維持（中庸）を補完する治療は，腎機能の維持に とって好ましい治療法の 1 つになり得ると考えられま す．

（和田）

硬化進行性の CKD

基本

各種症状

特殊

呼吸器

消化器

血液

腎泌尿

脳神経

運動器

精神

耳鼻咽喉

皮膚

七物降下湯 ㊻
しちもつこうかとう

大塚敬節先生が創った漢方薬．
現在の CKD に相当する「尿中に蛋白を証明し，腎硬化症の疑のあるもの，腎炎のための高血圧症」が適応と解説されています．

ワンポイントアドバイス

　腎硬化症は高血圧の存在が成因ですが，糖尿病性腎臓病や慢性糸球体腎炎も進行期になれば糸球体硬化と共に高血圧症を伴うため，同様に CKD として腎保護の観点から降圧薬が必要になることが多いです．RAS 系阻害薬は CKD 治療の第1選択とされますが，十分な反応のない場合，七物降下湯㊻
しちもつこうかとう
の追加投与により，降圧と腎保護効果を期待できます．

糖尿病性腎臓病（DKD）の
進行抑制

> ## 足腰の衰えが
> ## 目立つなら

> ## 血圧が高めなら

ワンポイントアドバイス

DKD はわが国の透析導入原疾患の第 1 位です．そのため血糖・脂質管理，RAS 系阻害薬を用いた降圧治療による早期治療介入が重要です．このような集学的治療介入に抵抗性を示す顕性アルブミン尿の克服は，DKD からの透析導入減少のためにも重要な課題です．SGLT2 阻害薬には DKD をはじめ一般的な CKD の腎予後改善をもたらす可能性があります．

基本

各種症状

特殊

呼吸器

消化器

血液

腎臓泌尿

脳神経

運動器

精神

肝臓胆嚢

皮膚

八味地黄丸 ❼ or 牛車腎気丸 ⑩

いずれも，漢方薬における SGLT2 阻害薬のような位置づけといえます．腎臓だけではなく，下半身全体の衰えを改善させる滋養強壮剤のような漢方薬です．

七物降下湯 ㊻

降圧効果と腎保護効果を期待できる漢方薬です．

ワンポイントアドバイス

　八味地黄丸❼や牛車腎気丸⑩などの補腎剤は，酸化ストレス抑制作用などにより，血糖値とは関係なく DKD の発症を抑制したとの報告があります．しかし，既に進行したDKD患者さんにおいて，漢方薬により腎症が改善しうるかどうかについてはさらに検討の余地があります．高血圧症を合併したDKD に対しては，七物降下湯㊻も選択肢となります．

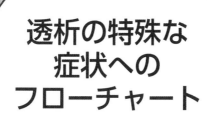

透析の特殊な
症状への
フローチャート

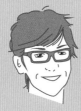

和田健太朗

腎臓は体内環境に応じて血液・尿の電解質濃度や尿量を調節し，全身の体液の恒常性を維持させる働きを担っています．透析が必要になる末期腎不全の状態では，水のバランスが崩れ，生体内では水の分布に偏在（異常）が生じます．例えば，浮腫・胸水・腹水など．このような水の偏在を改善させる漢方薬（五苓散⑰など）が活躍します．

透析中の低血圧・除水困難症

透析中・透析後の
体調不良

めまい・たちくらみ

ワンポイントアドバイス

　透析患者の低血圧には，慢性の低血圧（常時血圧が低め）
と，透析中の低血圧とがあります．まず原因に対する治療（ド
ライウエイトの評価・透析条件や降圧薬・透析間の体重増加
の見直し）が必要です．それでも改善がなければ漢方薬を用
います．五苓散⓱は利水剤の1種であり，透析治療に伴う
plasma refilling を促進させる作用を持つ可能性があります．

基本

各種症状

特殊

呼吸器

消化器

血液

等電解質

脳神経

運動器

精神

耳鼻・咽喉

皮膚

 五苓散 ⑰

透析治療に伴う血圧低下・頭痛・嘔気・嘔吐などの症状の予防・改善に役立ちます.

 真武湯 ㉚
or 苓桂朮甘湯 ㊴

透析治療とは関係なく生じる慢性の低血圧に対しては,これらの漢方薬が有効です.

ワンポイントアドバイス

めまいがあれば,五苓散⑰の他に真武湯㉚が適応となります.真武湯㉚は四肢が冷えやすいと訴える方にも適しています.また,たちくらみ(起立性めまい)や動悸がみられるようなら,苓桂朮甘湯㊴の適応となります.低血圧を認める透析患者さんに対しては,常用でも,症状の強いときに頓服で用いる方法でも,いずれの投与方法でも構いません.

CKD 保存期に効果を期待できる生薬

　保存期の CKD に対して「黄耆」と「大黄」の有用性が注目されています.

　まず黄耆については, 黄耆を含む漢方薬（防已黄耆湯⑳, 七物降下湯㊻など）もしくは, 黄耆末単独で高用量（15 g）が, 保存期の CKD の血清クレアチニンを低下させたという報告が複数あります. しかし, 血清クレアチニンが低下した一方で, 血清の尿酸・カリウム・リン濃度は変化しておらず, 腎機能の評価法として（クレアチニンより鋭敏とされる）血清シスタチン C 濃度の測定は行われていないという問題点もあり, この治療法による CKD の病態に対する作用機序についてはさらに検討する必要があります. また, 尿蛋白や血圧など, 腎機能の予後に関連する因子も評価される必要があるでしょう.

　一方, 大黄については, 大黄または大黄を含有する温脾湯（医療用漢方エキス製剤としては日本国内では販売されていません）が, 血清尿素窒素や尿毒症性物質であるメチルグアニジンなどを低下させるとともに, 自覚症状を改善させて, 透析導入までの期間を延長させるなどの効果があると報告されています. 大黄には緩下作用があるため, 下痢などの合併に注意しましょう. また, 末期の CKD で透析が近いようなケースでは, 血圧, 電解質異常, 体液異常の有無などを包括して管理する必要があり, 下痢による脱水が引き金となって CKD の急性増悪に陥らないよう, 注意しなければいけません.　　　　　　　　　　　（和田）

バスキュラーアクセス・トラブル

狋

桂枝茯苓丸 25

古血の溜り（瘀血）を改善する漢方薬ですが，シャント・トラブルを血の流れが悪くなった状態と捉えて治療に応用します．当帰芍薬散 23 にも同様の効果があります．

ワンポイントアドバイス

すでに起こってしまったシャント閉塞に対しては，血管内治療やシャント再建術を行うしかありません．漢方薬はあくまでもバスキュラーアクセス・トラブル（シャント・トラブル）発症予防という位置づけですが，それも患者さんにとっては大切なツールだと思っています．

- 身体を冷やす食べ物は避けましょう.
- 黒豆・アズキ・黒米・黒ゴマ・キクラゲ・黒酢，シジミ，ナマコ，カキのほか，コンブ・ヒジキ・ワカメなどの海藻類など黒い色のついた食材や，根菜類・ナッツ類は，特におすすめです. 漢方では，黒い食材には腎を補う作用があると考えられています.
- 漢方では，甘い物(砂糖入りのコーヒー，ジュース，菓子，果物)は腎を弱らせると考えられているので，甘い物の食べ過ぎ，飲み過ぎには気を付けましょう.
- 腎に関係するとされる 5 つのツボ（①湧泉，②照海，③太谿，④大鐘，⑤築賓）へのお灸やマッサージも取り入れてみましょう.
- 厳格な食事療法の遵守も程々に. 美味しいものを少しずつ，できるだけバリエーション豊かに（多くの種類）いただきましょう.
- 飲酒もほどほどであれば OK です.
- 効果のある西洋薬を用いながら（標準治療はしっかりと！），漢方薬も併用しましょう.
- 禁煙し，毎日 30 分の有酸素運動を行いましょう.
- しっかり休養，しっかり睡眠時間を確保しましょう.
- 自分の人生に希望を持ちましょう.
- 小さな幸せ探しを意識しましょう. 周囲の自然や家族・ご先祖様に感謝しましょう.

（和田）

認知症による透析中の危険行為

基本
各種症状
特
殊
呼吸器
消化器
血液
腎泌尿器
脳神経
運動器
精神・咽喉
皮膚

抑肝散 ㊴
or 抑肝散加陳皮半夏 ㊸
まずは透析前の1日1回などから開始します.

ワンポイントアドバイス

高齢透析患者さんが増え,認知症の合併などにより,透析中の指示に従えなくなり,透析ラインの自己抜去などの,危険行為が問題となるケースが増えています. 抑肝散㊴は,自己抜去をするような病態(不穏など)を緩和させる結果,(二次的に)自己抜去を防ぐ効果を期待できると考えられます.

口渇（のどの渇き・多飲傾向）

多飲傾向

のどの渇きが強い

ワンポイントアドバイス

のどの渇きは透析間の体重増加の一因です．原因は唾液の
分泌機能の低下，原疾患として糖尿病がある場合は血糖コン
トロール不良，薬剤の影響，水分制限や除水による体内の水
分量の減少などが考えられます．透析中の除水困難症を防
ぎ，適切な体重管理を行うためには塩分・水分制限が必要で
すが，患者さんにとって口渇感は非常に苦痛なものです．

五苓散 ❶

塩分・水分制限などの指導にもかかわらず，透析間の体重増加が多く，自己管理不良なケースに.

白虎加人参湯 ❸

比較的強い口渇感がみられるときに. 糖尿病患者さんにみられる口渇にもよく用いられます.

ワンポイントアドバイス

　一般的な口渇であれば，五苓散❶でも構いませんが，強い口渇を訴えるようであれば，白虎加人参湯❸が有効です. 五苓散❶や柴苓湯⓮などの水のアンバランスを整える利水剤には，浸透圧のセットポイントを調節して，渇中枢刺激を抑制する作用があるという報告もあります.

附子（トリカブト毒）の長期投与は安全ですか？

著者はかつて，少量のアコニチン〔トリカブト毒の中でも強力な毒性を持つ成分，漢方で用いるのは毒性を減じる処置（修治）を施したもの〕を動物に慢性投与すると，次第にその毒性（致死性不整脈の誘発など主に心臓への毒性）が減弱していくことを報告しました（Wada K, et al. Forens Sci Int, 2005, Wada K et al. J Ethnoparmacol, 2006）．強力な毒性をもつアコニチン系アルカロイドを極少量用いた動物実験を行った際に，一部に急死する個体がいる一方で，反復投与できた（生き残った）個体では時間経過と共に，急性の中毒症状が軽くなっていくことにも気づきました．

昔の人は，患者さんに附子を含む漢方薬を飲ませる際に，動悸などの症状が出るようなときも，根気強く飲んでもらっていると，徐々にこのような症状が出なくなる，という記述を残しています（技術的な問題で，修治が不十分だった可能性があります）が，自身の研究結果との関連を考えてみても，興味深い話だと思っています．

もちろん，現在の漢方薬に使用されている附子については，修治などの処置を経て毒性を限りなく少なくしてあるため，通常の漢方エキス製剤の使用では問題になることはまずありません（念のため）．著者自身も多くの患者さんに附子含有漢方薬・附子末を増量しての処方経験がありますが，現在までのところ問題となったケースはみられません．

（和田）

88002-893 JCOPY

慢性腎臓病-骨ミネラル代謝異常(CKD-MBD),
透析骨症, アミロイドーシスによる疼痛

基本
各種症状
特
殊
呼吸器
消化器
血液
腎泌尿器
脳神経
運動器
精神
耳鼻咽喉
皮膚

柴苓湯 114

鎮痛効果とむくみ(浮腫)の改善作用もあります.

ワンポイントアドバイス

透析に関連した骨関節症に対しては,西洋薬の薬物療法・β2 ミクログロブリン吸着カラムの併用・リハビリ・温根治療法・手術などが行われますが,根本的な治療はなく,患者さんの生命予後や QOL を悪化させる大きな問題です.柴苓湯114に含まれる柴胡という生薬は天然のステロイドとよばれ,鎮痛作用があると考えられます.

腹膜透析患者の
被嚢性腹膜硬化症（EPS）

> 炎症を伴う場合

> 炎症があっても
> 軽い場合

ワンポイントアドバイス

　腹膜透析の長期合併症の中で最も重篤なものの1つです．治療の継続に伴って腹膜が劣化し，その劣化した腸管腹膜（臓側腹膜）が癒着するとともに，フィブリンを主体とした炎症性被膜により覆われ，腸管蠕動が著しく妨げられます．進行すると腸が癒着し，腸閉塞になることもあり，嘔吐，腹痛など腸管が動かない状態（イレウス）となります．

>>> 柴苓湯 ⑪⑭

消化器症状の緩和に役立ちます.

>>> 五苓散 ⑰

症状が軽い場合は五苓散⑰も選択肢となります.

ワンポイントアドバイス

　EPS の治療は, 絶食, 中心静脈栄養 (TPN) による腸管安静, ステロイド, 開腹癒着剝離術等となります. 腹膜線維化予防, 抗炎症, 消化器症状 (EPS の初期症状としての嘔気・嘔吐・下痢などの胃腸炎症状=柴苓湯⑪⑭の保険適応病名である胃腸炎含) の改善目的で柴苓湯⑪⑭を試みる価値はあります. 絶食管理になるような重症の EPS には処方は困難ですが….

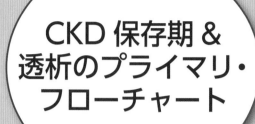

CKD 保存期 &
透析のプライマリ・
フローチャート

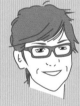

和田健太朗

CKD 保存期＆透析期の患者さんは，コモン・ディズイーズからターミナルケアに至るまで，実に多彩な症状・合併症を抱えています．まさに究極のプライマリ・ケアともいえるでしょう．漢方薬はそんな診療現場で大いに威力を発揮します．

かぜの急性期

発汗なし＋四肢の冷え

発汗あり＋痛み

虚弱

ワンポイントアドバイス

透析患者さんでは年中かぜをひいているような方も多いです．虚弱な方の多い保存期CKD・透析患者さんのかぜのひき始めに麻黄湯㉗や葛根湯❶を処方すると，発汗しすぎるなどで体力を消耗し，回復が遅れることがあります．麻黄の含まれていないマイルドな漢方薬を選びます．

88002-893 JCOPY

基本
看護解説
特殊
呼吸器
消化器
血液
呼吸機能
脳神経
運動器
精神
耳鼻咽喉
皮膚

麻黄附子細辛湯 ⓬⓭

発汗を伴わず，四肢に冷感を訴える方の初期のかぜ症状に（麻黄を含むが例外的に虚弱な方にも使用可能）.

桂枝湯 ㊺

発汗・身体の痛みを訴え，体力の低下した方の初期のかぜ症状に.

香蘇散 ⓰

胃腸虚弱，食欲低下のある方の初期のかぜ症状に.

ワンポイントアドバイス

　桂枝湯㊺，香蘇散⓰は麻黄を含まないため，特に虚弱な人向けの漢方薬です（麻黄にはエフェドリンが含まれます）. かぜのひき始め（このタイミングでの受診はむしろ少ない）を過ぎて翌日など，かぜが本格化したら，麻黄附子細辛湯⓬⓭と桂枝湯㊺の併用（または柴胡桂枝湯❿の単独）を3日程度内服します. 著者の患者さんで人気が高いのは香蘇散⓰です.

かぜの亜急性期

咳嗽

胃腸が弱い

頭痛・咳嗽

ワンポイントアドバイス

かぜが少し長引いてきたら，柴胡桂枝湯⑩や参蘇飲⑯などに切り替えます．透析患者さんによくみられるような，年中かぜをひいている（PL 顆粒を年中欲しがる）方などは，かぜに対する漢方薬治療の良い適応だと思います．著者の患者さんでリピーターが多いのは，柴胡桂枝湯⑩です．

88002-893 JCOPY

柴胡桂枝湯 ⑩

咳嗽・喀痰を訴える方の亜急性期のかぜ症状の第 1 選択（こじれたら急性期の麻黄附子細辛湯(127)から切り替える）.

参蘇飲 (66)

胃腸が弱い方で，咳嗽・喀痰を訴える方の亜急性期のかぜ症状に（こじれたら急性期の香蘇散(70)から切り替える）.

竹茹温胆湯 (91)

頭痛・咳嗽・入眠困難を訴える方の亜急性期のかぜ症状に.

ワンポイントアドバイス

桂枝湯㊺に小柴胡湯⑨を加えたものが，柴胡桂枝湯⑩です．小柴胡湯⑨より弱々しい人向けです．ちなみに，漢方薬の名前に「湯」とつくものは元々煎じて飲むタイプで，「散」とつくものは生薬をそのまますり潰して全部飲むタイプのものです．「丸」がつくものは，煎じ薬を粉末にしたもの，または煎じた薬液を蜜蝋で固めて丸め，丸薬にしたものです．

かぜの慢性期

全身倦怠感

膿性喀痰

長期化＋微熱

長期化＋下痢

ワンポイントアドバイス

　CKD の中でも，特に透析患者さんは，高齢者を中心に免疫力が低下した易感染宿主と考えられています．易感染宿主に発症したかぜ（感染症）は重篤で，抗菌薬の治療などに対しても難治性，治療も長期化となることが多く，生命予後に重大な影響を与えます．

88002-893 JCOPY

補中益気湯 ❹ or 人参養栄湯 ⑩⑧
ほ ちゅうえっ き とう　　にんじんようえいとう

全身倦怠感・食欲不振を訴える慢性期のかぜ症状の第
1選択です．

 清肺湯 ⑨⓪
せい はい とう

膿性喀痰が遷延する場合に．

 滋陰降火湯 ⑨③
じ いんこう か とう

かぜ症状が長期化し，微熱・咳嗽・虚弱体質・脱水傾
向がみられる場合に．

 真武湯 ㉚
しん ぶ とう

かぜ症状が長期化し，下痢や四肢の冷感を訴える場合
に．

ワンポイントアドバイス

　補中益気湯❹には免疫力増強作用が報告されており，西洋
薬を使用後も，回復が遅れている場合には追加で投与しても
よいでしょう．新見正則先生は，補中益気湯❹の事前服用に
より，新型インフルエンザの予防効果があるという臨床研究
をBMJに報告されています．かぜもインフルエンザと同じ
急性熱性疾患と考えると，予防的に用いるのもアリでしょう．

のどの違和感

のどの違和感

上記が効かない

うつっぽい

ワンポイントアドバイス

　西洋医学的には咽頭・喉頭・食道に異常がないにも関わらず，のどに何か詰まった感じがするという訴えは，日常診療でしばしば遭遇します．漢方医学的には咽中炙臠，つまり「のどの奥に炙った肉が引っかかったような異物感」と表現しました．日本では梅の種がのどに引っかかったような感じということで，梅核気ともよばれました．

半夏厚朴湯 ⑯
はん げ こう ぼく とう

西洋医学的には咽頭・喉頭・食道に異常がないにも関わらず，のどに何か詰まった感じがすると訴えるときに用います．

苓桂朮甘湯 ㊴
りょうけい いじゅつ かん とう

半夏厚朴湯⑯が無効なときには，苓桂朮甘湯㊴を試してみましょう．

加味帰脾湯 ⑬⑦
か み き ひ とう

背景にうつうつ気分も隠れているような場合に．

ワンポイントアドバイス

半夏厚朴湯⑯が効かないときは，めまいに対してよく用いられる苓桂朮甘湯㊴を試してみましょう．このような患者さんにおいては，精神的な症状が背景に隠れていることも多いので，参耆剤である加味帰脾湯⑬⑦が有効なこともあります．

咳

渇いた咳（空咳）

膿性の咳

ワンポイントアドバイス

麦門冬湯㉙は潤いをつける作用があるので，痰の切れをよくするとともに，空咳の回数を減らします．同様に咳に対して処方される機会の多い麻杏甘石湯(55)は，「麻黄」を含むため，体力が低下していることが多いCKD保存期＆透析患者さんに対しては，麦門冬湯㉙を処方するのが無難でしょう．

麦門冬湯 ㉙

乾性咳嗽を中心に広く処方します.

清肺湯 ⑨

長引く膿性痰がある場合に処方します.

ワンポイントアドバイス

　長引く咳や痰に対しては，清肺湯⑨を気長に処方します．
参耆剤である人参養栄湯⑩も，呼吸器症状のある虚弱で倦怠
感の強い患者さんに長期使用することが多い薬剤です．こじ
れた状態に対しては，柴胡含有漢方薬（柴胡剤）を併用する
こともあります．柴胡剤の1つである補中益気湯㊶に麦門冬
湯㉙を併用するのも良い処方です．

気管支喘息（咳嗽症状が強いとき）

激しい咳

喘息体質

空咳

ワンポイントアドバイス

　吸入ステロイドを基本とする西洋薬治療，禁煙，アレルゲンや感染からの回避が気管支喘息治療の基本です．これに気管支喘息の急性期から併用することが多い漢方薬は，麻杏甘石湯❺・柴朴湯❾・麦門冬湯㉙・麻黄附子細辛湯㉗・半夏厚朴湯⓰などです．麻黄含有漢方薬は症状緩和を目的に，柴胡含有漢方薬は体質の改善を目的に用います．

麻杏甘石湯(55)

激しい咳などの呼吸器症状があるときに．
短期間での使用に留めて症状緩和をめざします．

柴朴湯(96)

小柴胡湯❾と半夏厚朴湯⓰を足した漢方薬です．麻黄が飲めない方や喘息体質の改善に．

麦門冬湯㉙

空咳，呼吸困難が目立つ時，麻黄が飲めない人に．

ワンポイントアドバイス

構成生薬に「麻黄（エフェドリンを成分の１つにもつ）」を含む麻杏甘石湯(55)や麻黄附子細辛湯(127)を用いる際には，西洋薬でβ刺激薬（気管支拡張作用）・甲状腺製剤・モノアミン酸化酵素阻害剤などが併用されているか否かを確認します．併用している場合，交感神経刺激作用が増強され，動悸・悪心などの症状が出現しやすくなるため，注意が必要です．

気管支喘息（その他）

高齢者

水様性の鼻水

麻黄附子細辛湯 ⑫

広く高齢者・虚弱者を中心に.

苓甘姜味辛夏仁湯 ⑭

咳嗽,水様性鼻汁・喀痰があるとき.寛解期に入ってからも継続します.

ワンポイントアドバイス

　苓甘姜味辛夏仁湯⑭は小青竜湯⑲のフレイルバージョン（裏処方）です.苓甘姜味辛夏仁湯⑭の構成生薬には麻黄が含まれないため,弱々しい方にも使いやすく,小青竜湯⑲の適応になるような,水様性喀痰を伴う喘息症状にもよく効きます.しかし,過剰に麻黄を怖がらず,麻黄で血圧が上がる可能性を念頭に置き,短期間の使用なら問題はありません.

感染症合併による急性増悪予防

補中益気湯 ㊶

補中益気湯㊶は間接的に腎不全・心不全の急性増悪の予防に繋がります.

ワンポイントアドバイス

細菌感染があれば適切な抗菌薬使用が必要です. インフルエンザ・肺炎球菌・新型コロナウイルス（SARS-Cov-2）対策には, ワクチン接種が大切です. 感染症の合併は CKD・心不全の急性増悪のリスク因子です. 免疫力の増強作用もあるとされる補中益気湯㊶を感染流行前から服用しておくことにより, これらの急性増悪の予防に繋がると考えられます.

新型コロナウイルス感染症
ワクチン接種後の上肢の痛み

基本

各種症状

特殊

呼吸器

消化器

血液

腎泌尿器

脳神経

運動器

精神

耳鼻咽喉

皮膚

治打撲一方 ⓹⑨
ぢ　だ　ぼくいっぽう

筋注後の痛みや腫れを，打撲・打撲後の血種と同じように捉えて，
治打撲一方⑧⑨を処方します．

ワンポイントアドバイス

　長らく日本では予防接種は皮下注射が一般的でしたが，新型コロナウイルス感染症のワクチンに関しては，筋肉注射が行われています．接種後の疼痛，発熱などの症状は，時間の経過と共に改善しますが，アセトアミノフェンや NSAIDs などの解熱鎮痛薬を何らかの事情により使用できない方もいます．そんなときは，漢方薬を試してもよいでしょう．

急性胃炎・胃痛

胸やけ

胃の痛み

ワンポイントアドバイス

　急性胃炎，食べ過ぎなどで胃が痛い，もたれるなどといった症状には，半夏瀉心湯⓮や黄連解毒湯⓯などの構成生薬に黄芩と黄連を含む漢方薬（瀉心湯類）が第1選択となります．さらに胃痛の訴えが強いものに対しては，安中散❺や人参湯㉜の適応です．

基本
各種症状
特殊
呼吸器
消化器
血液
肝臓腎臓
脳神経
運動器
精神
耳鼻咽喉
皮膚

半夏瀉心湯 ⑭

胸やけ，みぞおちの痞える感じが強いとき．

安中散 ⑤

心窩部を中心に胃の痛みの訴えが強いときに処方します．

or 人参湯 ㉜

体力低下が目立つときは人参湯㉜でもよいでしょう．

ワンポイントアドバイス

　半夏瀉心湯⑭は，体質に関わらず幅広い層に用いられます．「カレーを食べた後はいつも胃がもたれやすくて…」などという訴えは良い適応です．半夏瀉心湯⑭が苦くて飲めないと訴えるなど，より弱々しい体質の方に対しては，安中散⑤や人参湯㉜を用います．

慢性胃炎・胃痛

胸やけ

胃の痛み

食欲不振

ワンポイントアドバイス

慢性胃炎の場合も基本的には急性胃炎に対する治療と同じと考えます．特に慢性的に経過したケースでは，六君子湯㊸を用いることが多いのですが，本剤は胃痛に対してはそれほどの改善効果を期待できません．胃痛を訴える場合は，安中散❺や人参湯㉜が適応となります．

基本

各種症状

特殊

呼吸器

消化器

血液

腎泌尿器

脳神経

運動器

精神

耳・鼻・喉

皮膚

>>> **半夏瀉心湯 ⑭**

胸やけ，みぞおちの痞える感じが強いとき．

>>> **安中散 ⑤**
or 人参湯 ㉜

心窩部を中心に胃の痛みの訴えが強いとき．人参湯㉜でもよいでしょう．

>>> **六君子湯 ㊸**

長期化し，食欲不振が強いとき．

ワンポイントアドバイス

　胸やけ，食欲不振，胃痛などの症状は，胃炎以外に胃潰瘍や胃癌でもみられます．症状が長引く場合，内視鏡検査なども検討します．西洋薬では消化性潰瘍治療薬，胃腸機能改善薬などを用いますが，一定以上の改善が得られないときには，漢方薬での治療も検討します．消化吸収（脾胃）機能の改善を目的に六君子湯㊸や補中益気湯㊶を用います．

胃潰瘍・十二指腸潰瘍（急性期）

ファーストチョイス

胸やけ

発作性の痛み

逆流性食道炎

ワンポイントアドバイス

現在では，西洋薬にプロトンポンプインヒビター（PPI），
H_2ブロッカーなど，効果の高い薬剤があるため，効果の確実
性という点でこれらの薬剤の処方を優先します．また，潰瘍
を疑った場合は積極的に内視鏡検査を行い，悪性腫瘍を否定
しておきましょう．これらの治療で十分な効果が得られない
場合，漢方薬を併用することでさらなる効果を期待できます.

88002-893 JCOPY

柴胡桂枝湯 ❿ or 四逆散 ㉟

消化性潰瘍一般に幅広く使用できます.

 安中散 ❺

胸やけや鈍い痛みを伴う場合に用います.

 芍薬甘草湯 ㊸

発作性の激しい痛みを訴えるときに用います.

 半夏瀉心湯 ⓮

逆流性食道炎を合併するようなときに用います.

ワンポイントアドバイス

　上部消化管の潰瘍に伴う腹痛に対しては, 柴胡桂枝湯❿の ほか四逆散㉟が第1選択となります. これらの柴胡含有漢方 薬が合う患者さんでは, 診察時に両側の季肋部を親指の先で 押さえこむと痛がる (胸脇苦満) 人が多くみられます. 鈍い 痛みには安中散❺, 激しい痛みには芍薬甘草湯㊸を使ってみ ましょう.

　腎臓病の多くは，免疫システムの異常が深く関わっていると考えられます．免疫システムとは，自己と非自己を分け，非自己から自らの身体を守る仕組みです．免疫システムがうまく機能していな状態を3つに分けると，理解しやすいでしょう．

　第一に感染症や悪性腫瘍（がん）の発症などの免疫低下状態です．低下した免疫を上げる治療薬の代表が，免疫チェックポイント阻害薬です．

　第二に免疫システムの過剰・暴走状態で，アレルギー・膠原病や腎炎の発症などの免疫亢進です．亢進した免疫を下げる治療薬の代表がステロイド薬です．

　第三に免疫混沌です．人間の身体の中では，免疫システム全てが低下または亢進しているという状態になることは稀で，ほとんどが，あるパーツにおいては免疫低下で，また別のパーツでは免疫亢進にあるというような混在状態にあります．こういった状況では，免疫の低下・亢進両方の疾患を発症していることがあります．老化を免疫混沌状態と捉えることもできます．そうなると，免疫能が低下して感染症などの病気にかかりやすくなるだけではなく，免疫システムの過剰状態に伴い膠原病などを発症しやすくなります．免疫混沌状態では，免疫をバランスの取れた中庸な状態にすることが重要です．代表的な例が五苓散⓱です．体内水分が過剰なら利尿作用を発揮，脱水状態にあるなら尿量を減らし水を保持する作用です．現在までのところ免疫を中庸にできる治療薬は西洋薬には存在しません．

（和田）

胃潰瘍・十二指腸潰瘍（慢性期）

基本
各種症状
特殊
呼吸器
消化器
血液
腎泌尿器
脳神経
運動器
精神
耳鼻・咽喉
皮膚

六君子湯 ❹

消化性潰瘍の慢性期に，広く一般に用いられます．

ワンポイントアドバイス

　　体力のあるなしに関わらず，六君子湯❹を処方すると，多くの患者さんはおいしいと言います．しかし，時に口に合わないという方には四君子湯❼に変更します．また，以前はおいしく飲めていた六君子湯❹がまずく感じるようになったら体質が変わったと考え，別の処方に変更・または中止する時期なのだと考えてください．

嘔気・嘔吐・1

尿量減少

胃腸が弱い

消化器症状
＋頭痛・冷感

ワンポイントアドバイス

　元々，五苓散⑰は口が渇き，尿量が少なくなり，顔も何となくむくむとき，つまり二日酔いのような症状のときに有効です．ノロウイルスなど感染性胃腸炎で嘔吐・下痢症状がひどいときにも有効です．脱水傾向にあるときは水分を身体に保持する方向に，逆に浮腫・胸水貯留など溢水傾向のときには体外に水分を排泄させるような働きがあります．

88002-893 JCOPY

五苓散 ⑰

尿量減少や口渇の訴えも伴う場合に.

六君子湯 ㊸

普段から胃腸が弱く，食欲低下も伴う場合に. 四君子湯⑦でも構いません.

呉茱萸湯 ㉛

消化器症状に加えて，頭痛・冷感を訴えるようなときに.

ワンポイントアドバイス

　呉茱萸湯㉛は（片）頭痛でもよく用いられる，まずい漢方薬の１つですが，効く人には味が合うようで，難なく継続できるようです. 頭痛に伴う嘔気・嘔吐症などにも効果があります. 小半夏加茯苓湯㉑は保険病名に「悪阻」が含まれ，嘔気・嘔吐に効果があります. 漢方薬をお湯で溶かしたものを冷やして頻回に，少量ずつ飲むのがおススメです.

嘔気・嘔吐・2

不安・のどの違和感

みぞおちが
ポチャポチャ

ワンポイントアドバイス

　胃食道逆流症状に伴う嘔気・嘔吐症状ではプロトンポンプインヒビター（PPI）や H_2ブロッカー等を用いることが多いですが，それだけでは改善しない，のどの違和感を訴える方も多いです．不安感を訴えたり，うつっぽい症状をきたすこともしばしばあります．そんな方には半夏厚朴湯⑯がよく効きます．

半夏厚朴湯 _⑯

消化器症状に加えて，不安感，咽喉頭部違和感を訴えるときに．

小半夏加茯苓湯 ㉑

みぞおちのあたりを打診するとポチャポチャいうような場合に．

ワンポイントアドバイス

　小半夏加茯苓湯㉑は元々，妊娠悪阻に対する特効薬です．この漢方薬は冷服が基本なので，お湯に溶かして冷蔵庫で冷やしてから，ゆっくりと飲んでもらうのがおススメです．西洋薬の鎮吐薬が使いづらいとき，または効果不十分な場合などに，西洋薬と併用もしくは単剤で用いることも１つの方法でしょう．

過敏性腸症候群

下痢型

便秘型

混合型

ワンポイントアドバイス

　過敏性腸症候群の3つの型（下痢型・便秘型・混合型）に分類され，それぞれの型によって処方を変えます．基本は西洋薬ですが，漢方薬と併用してもよいでしょう．激しい腹痛を伴うようであれば，芍薬甘草湯⑱を頓用で併用してもよいでしょう.

88002-893 JCOPY

半夏瀉心湯 ⑭

下痢型の過敏性腸症候群に対する治療に用います.

桂枝加芍薬大黄湯 ⑬⑭

緩下作用のある大黄を含むため，便秘型の過敏性腸症候群に対して用います.

桂枝加芍薬湯 ⑥

下痢・便秘混合型の過敏性腸症候群に対して用います.

ワンポイントアドバイス

　弱々しい人向けのかぜ薬である桂枝湯㊺の構成生薬のうち，芍薬を 1.5 倍に増量したものが桂枝加芍薬湯⑥で，しぶり腹や腹痛症に効く薬になります．この桂枝加芍薬湯⑥に大黄を加えたものが，桂枝加芍薬大黄湯⑬⑭になります．生薬の成分を増量するだけで，かぜ薬が消化器系の薬に変わることは興味深く，改めて漢方の奥深さを感じます.

　中国では 1992 年から抗がん新薬として生薬フアイア（*Trametes robiniophila Murr*，キノコの菌糸体から抽出）を使用しています．肝臓がん，乳がん，胃がん，大腸がん，前立腺がん，線維肉腫，子宮頸がん，卵巣がん，メラノーマ，IgA 腎症などに抗がん新薬としてフアイアを使用した報告が出され，期待が高まっています．

　例えば，2018 年，「1,000 例規模に及ぶ肝臓がん術後の患者さんに対するフアイアの投与効果（ランダム化比較試験）を観察した結果，96 週後にフアイアを服用した群は，しなかった群と比較して，無再発生存率で明らかな差があった」という報告があります（Qian Chen, et al. Gut, 2018；67：11，2006-2016.）．フアイアは分子標的薬のソラフェニブよりも効果があると報告されました．

　IgA 腎症患者に対する前向き無作為比較試験の報告もあります．病理学的に IgA 腎症と診断され，蛋白尿（2 g/日以下）または血尿を呈する成人 45 名に対し，HQH 顆粒（フアイア＋枸杞子＋黄精の生薬配合顆粒）を投与する群と無投与群に割り付け，12 週間投与し，蛋白尿と血尿の寛解率を評価しました（Lei-Ting Li, et al. J Formos Med Assoc, 2013；112：12，766-772.）．HQH 顆粒投与群では非投与群と比較して，尿蛋白の排泄量と血尿の程度が有意に減少・改善し，尿蛋白と血尿の完全寛解率が有意に高かったとしています．特に，腎予後に影響を及ぼす因子である蛋白尿が寛解した数が多いことは特筆すべき点です．　（和田）

口渇感

基本
諸随症状
特殊
呼吸器
消化器
血液
腎泌尿器
脳神経
運動器
精神
耳鼻咽喉
皮膚

白虎加人参湯 ㉞
びゃっ こ か にんじんとう

CKD が進行して自尿が減っても，口渇が強いと飲水制限を守るのは困難です．

無意識に飲水する結果，体重増加をきたすような患者さんに適しています．

ワンポイントアドバイス

腎不全が進行し，尿量減少が進むと浮腫・体重増加をきたすようになります．透析を受けていない患者さんでは心不全，胸水貯留などが問題になります．透析患者さんでは，透析間の体重増加が多くなると予定時間内に除水を完遂することが難しくなります（除水困難）．この漢方薬には口渇感の緩和作用があります．

口内炎・アフタ性口内炎

> 胃炎

> 胃腸が弱い

> 重度

> 慢性化

ワンポイントアドバイス

口内炎で炎症がひどいときは，桔梗湯⑬を頓服しながら，半夏瀉心湯⑭を毎食前服用すると良く効きます．桔梗湯⑬はあらかじめお湯で溶かして，冷蔵庫で冷やしておいたものを，うがいをするようにゆっくりと飲んでもらうと飲みやすくなり，口内炎や扁桃炎のときにはよく効きます．

半夏瀉心湯（はんげしゃしんとう）⑭

口内炎だけでなく胃炎・胃もたれもある場合に．

六君子湯（りっくんしとう）㊸

胃腸が弱く疲労倦怠感が強い方に．

桔梗湯（ききょうとう）(138)

比較的重度で深掘れのアフタを認めるような場合に．

温清飲（うんせいいん）(57)

慢性化した方に（ベーチェット病など）．

ワンポイントアドバイス

口内炎ができやすい人は，口腔内衛生の徹底が重要です．デキサメタゾンやトリアムシノロンアセトニドなどの外用薬も検討します．また，桔梗湯（ききょうとう）(138)のうがい療法のように，レバミピド 300 mg を 100 mL の水に溶かしてうがいをしながら飲むことも有効です．アロプリノール 100 mg を 30 mL の水に溶かしてうがいをすることも行われています．

下痢症（急性）

五苓散 ⑰

一般的な下痢症状の第1選択. 半夏瀉心湯⑭でもよいでしょう.

ワンポイントアドバイス

　感染性胃腸炎に伴う下痢などでは，西洋薬の下痢止めを使わないほうが良いことも多いです. そんなつらい症状に対しては，体内の水分バランスを整えてくれる五苓散⑰が第1選択です. もちろん，経口摂取が可能なら塩分を含む水分（オーエスワン：OS-1 など）摂取，経口摂取ができないほど重篤なら輸液療法も必要です.

88002-893 JCOPY

下痢症（慢性）

基本 各種症状 特殊 呼吸器 消化器 血液 腎泌尿器 脳神経 運動器 精神 耳鼻咽喉 皮膚

真武湯 ㉚ ＋人参湯 ㉜

各単剤でも併用でも構いません．冷え，体力低下が目立つ方に．

ワンポイントアドバイス

　上・下部の消化管内視鏡検査や画像検査などを行っても原因が明らかではなくて，西洋薬を用いても効果が得られないような慢性の下痢症には，真武湯㉚や人参湯㉜（相性が良いので併用も可）が効きます．真武湯㉚と人参湯㉜には，身体を温める作用が非常に強い生薬である，附子と乾姜をそれぞれ含みます．

　中国では，フアイア単独療法は主にがん領域で用いられるのに対し，HQH 顆粒（フアイア＋枸杞子＋黄精の生薬配合顆粒）はそれ以外の，ステロイドなどの免疫抑制薬が適応になるような免疫亢進状態の病態に用いられるようです．そうなると，RAS 系阻害薬，抗血小板薬，両側口蓋扁桃摘出術＋ステロイドパルス療法後の経口ステロイド漸減など，IgA 腎症に対する現在の標準治療を行っても効果が芳しくない症例ではフアイアの併用も選択肢になると考えられます．

　フアイアには免疫低下状態でも免疫亢進状態でも，中庸な状態に調整する作用があり，この作用は既存の西洋医薬にはない作用です．副作用は免疫チェックポイント阻害薬の場合は免疫を上げ過ぎることによる弊害が生じるのに対し，フアイアでは軽い下痢くらいで極めて少ないこともポイントです．その詳しいメカニズムに関してはまだ不明ですが，フアイアの主成分である TPG-1 という糖鎖（多成分系）が重要な鍵を握っていると考えられています（JBC, 2019）．

　現段階では，フアイアは単独ではなく，既存のガイドラインに従い，西洋薬である標準治療への併用（アジュバント）療法として用いるのが良いと私は考えます．フアイアは西洋薬とは異なる機序であるため併用可能ですし，現在使用中の漢方薬があっても併用可能です．詳しくは，新見正則先生の「抗がんエビデンスを得た生薬フアイア（新興医学出版社）」や，日本フアイア研究会のウェブサイトを一読ください．

（和田）

腹痛症（急激に発症）

基本
各種症状
特殊
呼吸器
消化器
血液
泌尿器
脳神経
運動器
精神
耳鼻咽喉
皮膚

芍薬甘草湯 68
しゃくやくかんぞうとう

腹痛の他に急性腰痛，尿管結石，吃逆，生理痛などにも有効です．

ワンポイントアドバイス

芍薬甘草湯68は，効果があるときは即効性があり，漢方薬におけるブチルスコポラミンのようなイメージです．長期間使用していると効果が薄れてくるのと，偽性アルドステロン症のリスクとなる甘草を1日量で6gも含んでいるので，漫然と使用せず，短期間の使用（頓用）に留めましょう．

腹痛症・腹部膨満感

ファーストチョイス

セカンドチョイス

ワンポイントアドバイス

腹部膨満感が続けば腹部 CT や X 線が必要となります。それにより，閉塞性病変があれば外科手術の検討を，蠕動が低下して閉塞はないが便やガスが貯留しているようなら，術後麻痺性イレウスの予防やガスが腸管内にたまった状態の便秘対策に用いられる大建中湯⑩を試します。便をしっかり出すために，西洋薬の下剤や大黄を含む漢方薬も使用します。

88002-893 JCOPY

だいけんちゅうとう
大建中湯 ⑩

腸管ガスの貯留が比較的目立ち，冷感（冷え）もみられる場合.

けいしかしゃくやくとう
桂枝加芍薬湯 ⑥

腹部膨満感が強い場合. 便秘傾向がみられるようなら
桂枝加芍薬大黄湯⓭でもよいでしょう.

ワンポイントアドバイス

　大建中湯⑩は海外の一流誌にその効果が報告されたことも
あり，イレウス傾向に対して頻用されています. しかし，元
来は腹が冷えて腸の蠕動が腹壁（外側）から見えるようなケー
スに用います. 漫然と用いず，必要のないときは休薬を検討
しましょう.

便秘症 （体力がある方）

ファーストチョイス

血の巡りが悪い

ワンポイントアドバイス

CKD 患者では飲水・食事制限（カリウム制限による食物繊維摂取量の減少），便秘の副作用がある薬剤（睡眠薬やリン吸着薬など）の処方率が高いこと等から多くが便秘がちです．西洋薬ではソルビトール等の糖類下剤も使用されます．近年，腸内環境の改善作用や CKD の進行抑制効果の報告があるルビプロストンも注目ですが，薬価が高めです．

88002-893 JCOPY

桂枝加芍薬大黄湯 (134)

下剤を用いると腹痛やひどい下痢になるような便秘症の場合に.

潤腸湯 (51) or 麻子仁丸 (126)

コロコロした兎糞様の便が出る場合に.

ワンポイントアドバイス

大黄含有漢方薬である潤腸湯(51)・麻子仁丸(126)ともに，高齢者など体力の低下した人向けの弛緩性便秘に対する薬です．特に麻子仁丸(126)の方が，より体力の低下した人向けの漢方薬であるといわれています．スッキリと大便を排泄させたい場合は，大黄と甘草の2種類の生薬のみで構成される，大黄甘草湯(84)を選択します．

腸閉塞（麻痺性イレウスなど）

ファーストチョイス

四肢の冷感

ワンポイントアドバイス

　腹膜透析治療中は腹膜炎の合併症に注意が必要です．透析液混濁，発熱，腹痛，悪心，便秘，イレウス症状などを認めます．原因は，透析液交換時の不衛生，カテーテル出口部感染等です．腹膜がダメージを受け，腹膜透析の継続期間が短くなる原因になるので予防が大切です．腹膜炎と診断すれば，排液の細菌培養，抗菌薬投与等の緊急対応が必要です．

88002-893 JCOPY

大建中湯 ⑩
だいけんちゅうとう

桂枝加芍薬湯⑩を併用するとより効果を期待できます.

真武湯 ㉚
しんぶとう

特に弱々しいタイプ. 普段から四肢の冷感も訴えるような場合に.

ワンポイントアドバイス

一般的に CKD 患者さんは腸管の蠕動運動が低下していることが多く, 長期臥床・腸管外の感染症・低蛋白血症・微小循環障害などにより, 容易に麻痺性イレウスなどの腸閉塞に進展します. このような方に対しては大建中湯⑩や真武湯㉚を試す価値があります.

貧血

全身倦怠感

十全大補湯 48 が
飲めない

それでもダメなら

ワンポイントアドバイス

　現在の CKD 患者の貧血治療の中心は，血液疾患，消化管
出血，慢性炎症，悪性腫瘍などによる貧血を除外診断した上
で，貧血の主因が CKD 以外に認められない場合，赤血球造
血刺激因子製剤（ESA）と鉄補充です．近年，これに HIF-PH
阻害薬が加わり，機能性鉄欠乏のある患者さんへの効果が期
待されています．

基本
各種症状
特殊
呼吸器
消化器
血液
腎臓病
脳神経
運動器
精神
高齢者
皮膚

 十全大補湯 48
<ruby>十全大補湯<rt>じゅうぜんたいほとう</rt></ruby>

全身倦怠感，虚弱もみられる場合.

 補中益気湯 41
<ruby>補中益気湯<rt>ほちゅうえっきとう</rt></ruby>

<ruby>十全大補湯<rt>じゅうぜんたいほとう</rt></ruby>48の構成生薬の1つ，地黄が胃に障る方に.

 加味帰脾湯 137
<ruby>加味帰脾湯<rt>かみきひとう</rt></ruby>

血小板減少の改善効果があるといわれています.

ワンポイントアドバイス

　漢方薬には鉄・葉酸・ビタミン B_{12} などはほとんど含まれていません．CKD 患者さんへの漢方治療は，あくまでも西洋薬の治療に反応が不十分なときです．四物湯71という漢方薬は，臨床検査が存在しなかった古代の貧血様症状に対する治療薬です．その四物湯71を丸ごと含む参耆剤の1つ，十全大補湯48が治療薬の候補となります．

血尿

ファーストチョイス

セカンドチョイス

猪苓湯 ⓐ
ちょれいとう

細菌感染を伴う場合は抗菌薬と併用します.

芎帰膠艾湯 ⑰
きゅう き きょうがいとう

主に婦人科系の出血に対して用いますが, 血尿も下半身の出血と捉えてこの漢方薬を使用することもあります.

ワンポイントアドバイス

　猪苓湯ⓐは利水剤の1つであり, 膀胱炎に頻用されます. 利水剤の仲間である五苓散⑰との違いは, 阿膠(止血作用)・滑石(清熱作用)という生薬が含まれていることです. より出血傾向が強い場合は, 芎帰膠艾湯⑰を用います. 長期持続性の血尿に対しては, 温清飲⑰もしくは, 芎帰膠艾湯⑰と黄連解毒湯⑮を併用することもあります.

尿路結石に伴う疼痛

急性期

急性期を過ぎた

芍薬甘草湯 ❻❽

尿路結石の疼痛の急性期に用います．急性期では倍量
投与，短時間に頻回投与しても構いません．

芍薬甘草湯 ❻❽
＋猪苓湯 ❹❶

急性期を過ぎたら猪苓湯❹❶を併用します．さらに数日
経過したら，猪苓湯❹❶単独に切り替えます．

ワンポイントアドバイス

　このようにして緩和された疝痛発作はどの鎮痛方法を行っ
ても，いずれ再発する可能性があるので，泌尿器科外来へ紹
介するなど，尿路結石自体への治療も別途行う必要がありま
す．志室への指圧は繰り返し可能なので，自宅で疝痛発作が
起こったときに備え，家族にも指導し，帰宅後もやってもら
いましょう．

芍薬甘草湯❻❽と筋けいれん

　透析患者では筋けいれん（こむら返り）と呼ばれる，発作性で不随意に起こる，有痛性の筋の収縮を高頻度（20〜30％）に合併します．下肢のふくらはぎに認めることが多く，除水困難症の主因であるためその対策は大きな課題です．

　一般的な筋けいれんの原因は，水電解質代謝異常，微小循環不全，筋細胞からの尿素除去遅延による筋肉浮腫などが考えられています．透析患者の筋けいれんに限定すると，その原因は，循環血液量の減少により筋肉に十分な酸素供給ができない（除水速度が速すぎる），多すぎる除水量，ドライウエイト（DW）の下げ過ぎ，電解質濃度の変動，イオン化カルシウム濃度の減少，カルニチン・鉄欠乏などが考えられています．特に，血液濾過透析という体外循環そのものや，除水の際に体内の有効循環血液量の急激な減少に対して生体が適切に反応できないことが主因とされています．

　筋けいれんの予防方法としては，DW の見直し，透析間の体重増加量を許容範囲＝DW の 3〜5％に自己管理で留める，透析液の再検討，低カルシウム血症の確認などがあげられます．いったん本症が起こった際には，除水速度の低下または中止，血流量を下げる，10％塩化ナトリウム液の静注，カルシウム製剤の静注などが行われていますが，依然として治療に難渋することも多いです．漢方薬治療では芍薬甘草湯❻❽が最も多く用いられます．筋けいれん出現時の頓服が基本ですが，予防効果を期待した透析日の透析前 1 回などの使い方も可能です．　　　　　　　　　　（和田）

前立腺肥大症

基本

各種服状

特殊

呼吸器

消化器

血液

腎泌尿器

脳神経

運動器

精神

薬・嗜皮

膚

八味地黄丸 7 or 牛車腎気丸 107
はちみじおうがん ごしゃじんきがん

西洋薬による治療が基本ですが，これらの薬は前立腺肥大症の症状緩和に役立つことがあります。

ワンポイントアドバイス

　前立腺肥大症の治療は頻尿の改善ととらえて対応します。漢方薬で短期間に顕著な改善を得ることは困難ですが，気長に飲めば夜間の排尿回数を減らし，トイレに起きる回数も減って，さらには転倒・骨折のリスクも減り，熟眠感が増して楽になる，などの自覚症状の改善効果が期待できるでしょう。

膀胱炎・尿道炎

血尿＋排尿痛

掻痒感

神経質

ワンポイントアドバイス

　膀胱炎・尿道炎を繰り返す場合，泌尿器科専門医へコンサルトし，原因を精査します．透析患者さんは，尿量が減り（または無尿），普段から尿路感染症を起こしやすい状態にあります．また抗菌薬の尿中への移行性も悪いことから，尿路感染症を合併した際に抗菌薬の効果が十分に期待できないという問題もあります．そこで，漢方薬の併用を検討しましょう．

猪苓湯 ❹

血尿があり，排尿痛も伴う場合．

 竜胆瀉肝湯 ❼❻

血尿のほかに排尿痛，外陰部の掻痒感，帯下も多いときに．

 清心蓮子飲 ⓫⓫

神経質な傾向がある尿路疾患の患者さんに．

ワンポイントアドバイス

　膀胱炎などの尿路感染症の治療の基本は抗菌薬ですが，抗菌薬の投与により薬剤性腸炎を併発するなど，副作用の出やすい CKD 患者さんもいます．比較的軽度の膀胱炎ならば，腹巻やカイロを使用し（低温火傷に注意），水分をこまめに取り（尿量保持），猪苓湯❹を処方します．膀胱炎症症状が長期化したら，猪苓湯合四物湯⓫に変更後しばらく継続です．

頻尿

ファーストチョイス

ファーストチョイスが
飲めない

ワンポイントアドバイス

　　八味地黄丸❼や牛車腎気丸⚫は，主に男性の前立腺肥大に
伴う頻尿に用いられてきましたが，女性の頻尿症状に対して
も有効です．

八味地黄丸 ⓻
or 牛車腎気丸 ⓗ

初老期の下半身を中心とする諸症状の改善を目的に広く用いられます.

清心蓮子飲 ⓗ

地黄を含む第1選択薬が使いにくいときに地黄を含まない漢方薬で対応します.

ワンポイントアドバイス

清心蓮子飲ⓗはその構成生薬が, 麦門冬, 茯苓, 蓮肉, 黄芩, 車前子, 地骨皮, 甘草, 人参, 黄耆です. 泌尿器科領域における参耆剤 (人参と黄耆を含む漢方薬) とイメージしてもよいでしょう.

頭痛

ファーストチョイス

拍動性の頭痛

のぼせ・めまい

早朝の頭痛

ワンポイントアドバイス

　片頭痛に対しては，トリプタン系やエルゴタミン系の薬剤はCKD保存期～透析期の患者さんでは禁忌のものが多く，使用しにくいです．そうなると，漢方薬が出番となります．呉茱萸湯**❸❶**がよく効く患者さんでは，一般においしくないといわれる呉茱萸湯**❸❶**を難なく飲めることが多いです．このことは，他の漢方薬でも言えることです．

基本
各種症状
特殊
呼吸器
消化器
血液
腎泌尿器
脳神経
運動器
精神
耳鼻咽喉
皮膚

五苓散 ⑰

頭痛全般に．口渇，尿量減少の症状があるときにも．

呉茱萸湯 ㉛

主に，反復性・拍動性の頭痛に用います．

苓桂朮甘湯 ㊴

のぼせ・動悸・めまいなどを伴う頭痛に用います．

釣藤散 ㊼

早朝型頭痛があり，血圧が高め（脳梗塞後遺症の患者など）が良い適応です．

ワンポイントアドバイス

　CKD 保存期〜透析期の患者さんでは片頭痛以外の頭痛の訴えも多いです．一般に即効性を期待して西洋薬である NSAIDs 等を用いますが，長期・頻回の投与となれば消化管出血等のリスクが高まります．透析中の服用であれば，血圧低下のリスクになります．即効性は期待しにくいですが，漢方薬にはこのような副作用がないというメリットがあります．

めまい

ファーストチョイス

体質改善希望

冷え症

ワンポイントアドバイス

　長く続く慢性のめまい症状であれば，頭部画像検査など西洋医学的な検査や治療を行ったうえで，効果が不十分な場合は漢方薬治療を試します．まずは苓桂朮甘湯㊴から試してみましょう．透析後から帰宅後にかけて，しばらくの間続くようなめまい症状に対して，漢方薬はよく効きます．半夏白朮天麻湯㊲もめまい全般に広く用いられています．

苓桂朮甘湯 ❸

起立性めまいをはじめ，めまい全般に．

半夏白朮天麻湯 ❸

気長に体質の改善を目指して投与．めまい用の参耆剤
と覚えましょう．

真武湯 ❸

冷え症のあるめまいに．

ワンポイントアドバイス

　漢方では，めまいを水分のアンバランスによる症状として
捉えて対応します．参耆剤である半夏白朮天麻湯❸も体力の
ない方のめまい全般に広く用いられます．真武湯❸は構成生
薬に附子を含む（附子剤）ので，老若男女問わず，ベースに
冷えがある患者さんのめまい症状に対して用いられます．

上肢のしびれ

ファーストチョイス

脳血管障害の後遺症

ワンポイントアドバイス

しびれは痛みと異なり，訴えも様々であり，しびれの強さを重症度で表現することは困難です．西洋医学でも治療に難渋することは多く，限界があります．そう考えると，次の一手として漢方薬はしびれに対する良い適応となります．

88002-893 JCOPY

桂枝加朮附湯 ⑱

肩など上肢を中心とするしびれ全般に．口渇，尿量減少の症状があるときなど．

 釣藤散 ㊼

脳血管障害の後遺症に伴う，主に上肢のしびれなどに．

基本
各種症状
特殊
呼吸器
消化器
血液
腎臓・泌尿器
脳神経
運動器
精神
耳鼻・咽喉
皮膚

ワンポイントアドバイス

桂枝加朮附湯⑱単独で改善が得られないようなら，附子末を1.5〜3 g/日追加します．しびれ全般に言えることですが，治療には時間がかかるものが多いです．ですから，即効性をあまり期待せず，気長に飲むことを念頭に，患者さんにも指導してあげてください．

下肢のしびれ

八味地黄丸 ❼ or 牛車腎気丸 ⒄

第1選択です．どちらでも構いません．

ワンポイントアドバイス

　下肢の強いしびれ症状には，初老期以降の下半身全般の衰えを改善する（補腎剤と呼ばれます）八味地黄丸❼または牛車腎気丸⒄をまずは処方しましょう．

　牛車腎気丸⒄は糖尿病性腎臓病に伴うしびれにもよく効きます．高齢者の下肢のむくみの改善に良い適応です．下肢に伴うしびれを始めとする多くの症状の改善も期待できます．

88002-893 JCOPY

肋間神経痛

基本
各種症状
特殊
呼吸器
消化器
血液
腎泌尿器
脳神経
運動器
耳
神
精神臓器
皮膚

当帰湯 (とうきとう) 102

西洋薬のない時代，循環器疾患を含む胸痛の薬でした．現在では循環器疾患に伴う胸痛はカテーテル治療など緊急対応となることが多く，主に肋間神経痛に用います．

ワンポイントアドバイス

　肋間神経痛に対する治療も帯状疱疹後神経痛と同様，現在では強力な西洋薬の鎮痛薬が基本となります．それを知った上で，副作用のためこれらの薬剤が使用しづらい状況下では，漢方薬も試してみましょう．少しでも症状が改善すれば患者さんの満足度は大幅に up するでしょう．

変形性膝関節症

ファーストチョイス

口渇・発汗

冷え＋疼痛

ワンポイントアドバイス

変形性膝関節症で膝関節内に水が溜まる現象を，体内の水のアンバランス（偏在）として対応します．CKD 患者さんでは高齢者と同様，まずは麻黄を含まない防已黄耆湯❷⓪が第１選択になりますが，これだけで関節痛が改善することは中々難しいです．

防已黄耆湯 ⑳

水太り，浮腫傾向があるときに．

越婢加朮湯 ㉘

□渇，発汗も伴うときに．

桂枝加朮附湯 ⑱

冷えにより増強する疼痛がみられるときに．

ワンポイントアドバイス

　鎮痛作用としては，構成生薬に麻黄を含む越婢加朮湯㉘の方が断然効果は強いので，消化器症状や胸のドキドキの有無に注意しながら用いましょう．寒い時期や冷えによって増強する膝の痛みに対しては，構成生薬に附子を含む桂枝加朮附湯⑱を用いましょう．

腰痛・坐骨神経痛

```
┌─────────────────────────┐
│   ファーストチョイス       │ ───
└─────────────────────────┘

┌─────────────────────────┐
│    下半身に冷え           │ ───
└─────────────────────────┘

┌─────────────────────────┐
│    坐骨神経痛             │ ───
└─────────────────────────┘

┌─────────────────────────┐
│    強い冷え症            │ ───
└─────────────────────────┘
```

ワンポイントアドバイス

疎経活血湯❸は，四物湯❼（当帰・芍薬・川芎・地黄）を含む 17 種類もの生薬で構成される薬です．多くの生薬で構成される薬の場合，体質改善を目的として比較的長期間服用することにより効果を得られるものなので，気長に飲んでもらうよう患者さんに指導してください．五積散❻も，麻黄をはじめとする 16 種類もの生薬で構成されており，同様です．

疎経活血湯 ㊾

夜間の疼痛が強いときなど.

五積散 ㊿

主に下半身の冷え症状が目立つときに.

芍薬甘草湯 ㊲
＋麻黄附子細辛湯 ⓵⓶⓷

顕著な坐骨神経痛があるときに.

当帰四逆加呉茱萸生姜湯 ㊳

強い冷え症, しもやけがあるとき. 鼠径部付近を押す
と痛がることが多い.

基本
各症状
特殊
呼吸器
消化器
血液
腎代謝
脳神経
運動器
精神
耳鼻咽喉
皮膚

ワンポイントアドバイス

　顕著な痛みを訴える場合, 西洋薬の NSAIDs などの鎮痛薬
は即効性がありますが, CKD 患者では消化器症状などの副
作用が出やすく, 使用しづらい方も多いですね. そんな時は,
芍薬甘草湯㊲に麻黄附子細辛湯⓵⓶⓷を併用します. ベースに強
い冷え症がある場合は, まずい当帰四逆加呉茱萸生姜湯㊳を
用いても, 難なく飲めることが多いものです.

肩関節周囲炎（五十肩）

ファーストチョイス

急性期

ワンポイントアドバイス

　肩関節周囲炎に対しては，西洋薬として NSAIDs などの鎮痛薬の内服や貼付薬，筋弛緩薬が使用されますが，長びく痛みで睡眠が障害され，長期化することもあるなど，本人にとっては大変つらいものです．症状の強い場合は，神経ブロックや，関節内にヒアルロン酸，麻酔薬，ステロイドなどの注射を行うこともあります．

88002-893 JCOPY

二朮湯 ⓼⓼

五十肩の基本処方です．麻黄が入っていないので使いやすいです．

葛根湯 ❶

特に痛みが始まったばかりの急性期には効果を期待できます．

ワンポイントアドバイス

　五十肩の代表的処方は二朮湯⓼⓼です．これは，小半夏加茯苓湯㉑と二陳湯㉛の構成生薬を含む 12 種類の生薬で構成されており，五十肩の中でも長期化・慢性化したものに対して用います．一方，急性期の症状に対しては，葛根湯❶を期間限定で用います．慢性化した痛みに対しては附子末を加えてもよいでしょう．

肩こり

ファーストチョイス

冷え症

のぼせ

ワンポイントアドバイス

　葛根湯❶はかぜの初期症状に対して用いられることで有名ですが，実は肩こりの病名も保険適応となっています．ただ，構成生薬に麻黄を含んでおり，CKD患者さんなど体力の低下した人にはエフェドリンの作用が強く出過ぎる可能性があるため，長期間使用することは避けたほうが無難です．

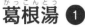

葛根湯 ①

桂枝加葛根湯（東洋）という処方も同じように用いられます.

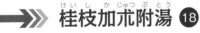

桂枝加朮附湯 ⑱

寒冷で増強する四肢体幹の痛み，しびれ感がみられる場合.

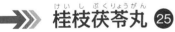

桂枝茯苓丸 ㉕

下腹部全体に抵抗，圧痛がみられる場合.

ワンポイントアドバイス

CKD 患者さんの場合，冷え症状を伴った肩こりを認めることが多く，構成生薬に附子を含む桂枝加朮附湯⑱の方が合う方も多くいます. また，のぼせ症状や頭痛，のぼせ，下腹部の圧痛などの症状（瘀血）が目立つ方では，桂枝茯苓丸㉕もよく効きます.

筋けいれん（こむら返り）

頓服

効かないとき

甘草（かんぞう）が気になる

予防

ワンポイントアドバイス

　筋けいれんが問題となるのは主に透析患者さんです．循環血液量の減少により筋肉に十分な酸素供給ができないこと・総除水量の過多・不適切なドライウエイト設定・電解質濃度の変動・イオン化カルシウム濃度の減少・カルニチン欠乏・鉄欠乏などが原因とされます．主に下肢のふくらはぎですが，部位や透析の有無に関係なく，治療は同じです．

芍薬甘草湯 ❻❽

筋けいれん発作時の頓服または，発作予防として透析前の予防内服で透析患者さんによく用います。

 疎経活血湯 ❺❸

芍薬甘草湯❻❽が効かないときに．

 牛車腎気丸 ❿❼
　　＋**当帰芍薬散** ㉓

甘草を含まない漢方薬で対応したいときはこの処方です．

 五苓散 ⓱

筋けいれんの予防に用います．

ワンポイントアドバイス

　漢方薬治療では芍薬甘草湯❻❽が頻用されます．筋けいれん出現時の頓服（即効性を期待）がオススメです．筋けいれんの予防効果を期待した本剤の継続投与(透析日の透析前1回)といった使い分けも可能ですが，心不全をきたすこともあり，長期連用は避けましょう．また，芍薬甘草湯❻❽が無効な症例では疎経活血湯❺❸や五苓散⓱を用います．

打撲・骨折後の血種

ファーストチョイス

セカンドチョイス

ワンポイントアドバイス

　治打撲一方❽❾は江戸時代の漢方医・浅田宗伯によって創られた漢方薬で，打撲・打ち身等に対して，特に整形外科領域で使用されてきました．近年，打撲に伴う血腫など周囲組織における，治打撲一方❽❾の血流改善，酸化ストレス軽減作用が報告されています．

88002-893 JCOPY

治打撲一方 ⑧⑨
<ruby>治<rt>ぢ</rt></ruby><ruby>打<rt>だ</rt></ruby><ruby>撲<rt>ぼく</rt></ruby><ruby>一<rt>いっ</rt></ruby><ruby>方<rt>ぽう</rt></ruby>

血の流れの滞りを改善させる漢方薬（駆瘀血剤）．血腫を分解・排泄させる作用があります．

桂枝茯苓丸 ㉕
<ruby>桂<rt>けい</rt></ruby><ruby>枝<rt>し</rt></ruby><ruby>茯<rt>ぶく</rt></ruby><ruby>苓<rt>りょう</rt></ruby><ruby>丸<rt>がん</rt></ruby>
or 通導散 ⑩⑤
<ruby>通<rt>つう</rt></ruby><ruby>導<rt>どう</rt></ruby><ruby>散<rt>さん</rt></ruby>

血の流れの滞りを改善させる漢方薬（駆瘀血剤）の仲間．治打撲一方⑧⑨と同じような作用を期待できます．

ワンポイントアドバイス

　治打撲一方⑧⑨は，副作用の既往のために NSAIDs などの鎮痛薬を使用できない透析患者においても，血腫に関連した疼痛管理に有用です．高齢で転倒のリスクの高い透析患者さんの打撲・打身に関連して，高頻度で見られる青痣・皮下血腫の治療をはじめ，カテーテル挿入手技に関連して合併する皮下血腫の治療においては，治打撲一方⑧⑨が大変有用です．

関節炎（関節リウマチ）

ファーストチョイス

冷え

ワンポイントアドバイス

CKD の原因の 1 つに関節リウマチなどの自己免疫疾患の関与が考えられています．これらの疾患では関節炎を伴うものが多く，アセトアミノフェンや NSAIDs，トラマール，ノイロトロピンなどを使用しても効果不十分なときは，漢方薬の併用も有効です．西洋薬の過量投与を防ぐことも期待できます．鎮痛効果のある生薬の代表は麻黄と附子です．

大防風湯 ❾❼
（＋附子末）

附子を増量すると鎮痛効果の増強が期待できます．

桂枝加朮附湯 ⓲
（＋附子末）

冷えによって増強する関節の痛みに対しては，附子の
増量により，鎮痛効果の増強を期待できます．

ワンポイントアドバイス

　大防風湯❾❼と桂枝加朮附湯⓲にはエフェドリンを含む麻黄
が含まれないため，鎮痛効果を実感できるようになるまでに
時間を要するものの，高齢者・CKD 患者さんには安全性の高
い漢方薬の痛み止めです．一方，附子を含む漢方薬は，高齢
者・CKD 患者さんには第 1 選択となります．通常の附子含有
漢方薬で効果不十分なら附子末の増量もアリでしょう．

自律神経失調症

ファーストチョイス

こだわりすぎる

イライラ

ワンポイントアドバイス

　CKD 保存期＆透析患者さんの中には常に様々な訴えを投げかけてくる人がいます．もちろん，重大な疾病のサインを見逃すことは禁忌ですので，必要に応じて検査などを行う必要はありますが，それでも訴えの原因が不明なことは多々あります．実際に患者さんは困っているので，対応としては女性の更年期障害と同じく，加味逍遙散㉔が第 1 選択です．

加味逍遙散㉔

不定愁訴が前面に出るようなときに.

女神散(67)

1つのことにこだわりが強い症状が目立つときに.

抑肝散(54) or 抑肝散加陳皮半夏(83)

イライラ感が目立つ場合に.

ワンポイントアドバイス

基本は加味逍遙散㉔の長期処方となります．その他に，こだわりが強い傾向がみられるなら女神散(67)，イライラ感が強いようなら抑肝散(54)または抑肝散加陳皮半夏(83)を用います．基本は気長に処方ですが，このような患者さんでは変更を求め，聞く耳を持たないこともあります．適宜，ローテーションで使い回して最後はまた加味逍遙散㉔に戻します．

不眠症

心身の疲れ

気の高ぶり

元気がない

ワンポイントアドバイス

透析患者さんには不眠の訴えが多いですが，その原因は多岐に及びます．薬物療法を行う前に生活習慣の改善が重要です．ベンゾジアゼピンやバルビツール酸系の抗精神病薬は即効性に優れますが，副作用や耐性の問題があり，慎重投与です．メラトニン受容体作動薬，オレキシン受容体拮抗薬などの新薬でも効果不十分と感じる患者さんは多いです．

88002-893 JCOPY

酸棗仁湯 ⑩

心身が疲れ切っているのに眠れないという訴えに.

 抑肝散 ㊾

イライラ感が強い，気が高ぶって眠れない.

or 抑肝散加陳皮半夏 ㊸

体力が低下傾向の人に.

 加味帰脾湯 ⑬

元気がなくうつうつ気分，貧血も伴うような場合に.
参耆剤（人参＋黄耆）の１つなので，気力体力も改善
してくれます.

ワンポイントアドバイス

　漢方薬は，西洋薬の不眠症治療薬と異なり直接催眠作用を
有するものはなく，副作用の問題がほとんどありません．し
たがって，不眠の原因を明らかにした上で，漢方薬を試して
みましょう．すぐに熟眠感が得られる薬が見つかればベスト
ですが，何回か処方を変える覚悟も必要です．漢方は自分探
しの旅ですよ，と患者さんに説明した恩師を思い出します.

老年期の精神障害

怒りっぽい

のぼせ, イライラ

うつっぽい

頭痛+うつ状態

ワンポイントアドバイス

　透析導入年齢の高齢化に伴い老年期精神障害は大きな問題です. 特に高齢者では, 脳血管障害・うつ病・認知症などの合併が多く, 精神科薬による治療は腎機能障害による副作用リスクも高く, 困難です. 一方, 漢方薬には精神科薬がもつ傾眠・振戦・めまいなど転倒を誘発する副作用がなく, BPSDを軽減させる作用に優れます.

抑肝散（よくかんさん）(54) or 抑肝散加陳皮半夏（よくかんさんかちんぴはんげ）(83)

易怒性や攻撃性など，脳血管障害後遺症，認知症に伴う行動・心理症状（BPSD）に対する第 1 選択です．

黄連解毒湯（おうれんげどくとう）⑮

脳血管障害後遺症，のぼせ，イライラ，興奮が目立つ場合に．

加味帰脾湯（かみきひとう）(137)

うつ状態になったら．

釣藤散（ちょうとうさん）㊼

脳血管障害後遺症，頭痛，うつ状態のときに．

ワンポイントアドバイス

認知症を合併し，易怒性や攻撃性を強く認めるような患者さんでは，透析治療に危険が伴います．例えば，透析中に透析ラインの自己抜去をする危険行為など，治療への協力が困難となります．漢方薬では抑肝散（よくかんさん）(54)・抑肝散加陳皮半夏（よくかんさんかちんぴはんげ）(83)がよい適応ですが，3 回/日投与ではなく，透析前または就寝前の 1 回/日から開始することをオススメします．

アレルギー性鼻炎・結膜炎

ファーストチョイス

虚弱

ワンポイントアドバイス

　小青竜湯⑲は四肢が冷えやすく，むくみやすくて水様性鼻汁がメインの花粉症に対する第1選択薬です．眼の掻痒感の改善効果も期待できます．鼻閉感が強いタイプの花粉症に対しては，葛根湯加川芎辛夷❷がオススメです．血圧が高めで胃腸虚弱，全体に華奢な場合は，麻黄を含まない苓甘姜味辛夏仁湯⑲を用います．

小青竜湯 ⑲
しょうせいりゅうとう

麻黄が含まれているので CKD の患者さんには様子を
みながら処方します.

苓甘姜味辛夏仁湯 ⑪⑨
りょうかんきょうみしんげにんとう

小青竜湯⑲の虚弱な人向けバージョンです.麻黄を含
しょうせいりゅうとう
まないので安心して処方できます.

ワンポイントアドバイス

　苓甘姜味辛夏仁湯⑪⑨は漢方薬の名前から構成生薬が容易に
りょうかんきょうみしんげにんとう
わかります.茯苓,甘草,乾姜,五味子,細辛,半夏,杏仁
ぶくりょう　かんぞう　かんきょう　ごみし　さいしん　はんげ　きょうにん
です.小青竜湯⑲には麻黄を含むため,血圧が上がる,胃に
しょうせいりゅうとう　　　　　　　まおう
障るなどの症状が出やすい CKD 患者さん(特に高齢者)の
アレルギー性鼻炎の治療の際は,苓甘姜味辛夏仁湯⑪⑨が好ま
りょうかんきょうみしんげにんとう
れます.

嚥下障害

肺炎予防

肺炎の改善

ワンポイントアドバイス

脳梗塞後遺症などのため嚥下障害を合併するようなケースでは，粉末製剤を水に混ぜて電子レンジで加熱して服用するとよいでしょう．嚥下障害が顕著なら，漢方薬に常温で固まるゼリーを加え，漢方ゼリーを試してみましょう．ゼリーのほかに，お湯で溶かした漢方薬を凍らせて漢方氷にしてもよいでしょう．

半夏厚朴湯 ⑯
はん げ こう ぼく とう

脳血管障害合併時の肺炎予防に用いられます.

清肺湯 ⑨
せい はい とう

すでに誤嚥性肺炎を発症している場合, 病態改善に役立ちます.

ワンポイントアドバイス

　粉末製剤が苦手な場合は, 漢方薬によっては錠剤やカプセル製剤も準備されているので, 剤型の変更を検討しましょう. 半夏厚朴湯⑯には嚥下反射や咳反射を改善させ, 肺炎の予防に繋がるとの報告があります. 清肺湯⑨にはすでに発症した肺炎の発熱日数の減少, 炎症反応 (CRP) の低下, 抗菌薬の総使用量の削減効果をもたらすとの報告もあります.

後鼻漏・副鼻腔炎

ファーストチョイス

体力がある

ワンポイントアドバイス

　最近，IgA腎症に対するBスポット治療（EAT）が注目されています．0.5～1.0%塩化亜鉛液を上咽頭粘膜に塗布した際，出血するようであれば慢性の上咽頭炎があると考えます．この処置を繰り返すことにより，一般的に行われている扁桃摘出＋ステロイドパルス療法後に寛解に至らないケースでも，尿所見の改善等が期待できます．

辛夷清肺湯 ⑩

麻黄を含まないので，体力の低下した人の多い腎疾患の方にも使いやすい処方です．

葛根湯加川芎辛夷 ❷

麻黄を含むので，体力がしっかりした人向けです．

ワンポイントアドバイス

　副鼻腔炎の一般的な漢方処方は，葛根湯加川芎辛夷❷ですが，麻黄を含むので，体力が低下した方の比率が高いCKD保存期＆透析患者さんには，第2選択となります．家庭血圧測定などを励行し，服薬開始後に血圧上昇傾向が続けば休薬の指示を行います．血圧の高い人に麻黄を含む漢方薬を使用する場合は注意しましょう．

蕁麻疹

ファーストチョイス

便秘

下痢

ワンポイントアドバイス

急性蕁麻疹では掻痒感が強く，紅斑・膨疹などの皮疹の多くは数時間以内に消退します．一方，慢性蕁麻疹は環状・弧状の皮疹を呈することが多く，小型・環状の皮疹を呈する場合は治りにくい傾向があります．皮疹が24時間以上持続し，皮疹の消退後に色素沈着を残す場合は，診断・基礎疾患の有無の検索目的で，皮膚科専門医への紹介受診が必要です．

88002-893 JCOPY

十味敗毒湯 ⑥

経過の長い，頑固な蕁麻疹に用います．

茵蔯蒿湯 ⑬⑤

便秘傾向がある場合．大黄を含むので便秘の治療も兼ねます．

茵蔯五苓散 ⑰

下痢傾向がある場合．大黄を含まないので，茵蔯蒿湯⑬⑨を飲むと下痢をするようなケースにも有効です．

ワンポイントアドバイス

茵蔯蒿湯⑬⑤の構成生薬は山梔子・大黄・茵蔯蒿です．茵蔯五苓散⑰は，茵蔯蒿に五苓散⑰を加えたものです．漢方薬で皮膚疾患の治療をする際，便秘の合併があると治療への反応が悪くなります．そこで，同時に麻子仁丸⑫⑥などの漢方薬を併用して便秘の治療も行いましょう．茵蔯蒿湯⑬⑤であれば緩下作用のある大黄を含むので，これ1剤で間に合います．

皮膚掻痒症（湿疹あり）

慢性

乾燥した湿疹

ジクジクした湿疹

ワンポイントアドバイス

CKD 患者さんでは，アトピー性皮膚炎様の掻痒を伴う湿疹（浸出液）を認めることがしばしばあります．基本は優れた薬が沢山ある西洋薬です．それでも治らない，難治の皮膚掻痒症が漢方薬の対象です．西洋薬（外用＆内服）を続けながら，漢方薬をトライしましょう．

十味敗毒湯 ❻
柴胡を含む漢方薬. 経過の長い慢性的な湿疹に.

 当帰飲子 ㊆
やや乾燥傾向の湿疹, 主に高齢者に適応となることが多いです.

 消風散 ㉒
夏に悪化しやすい, ジクジクして浸出液が多く, 熱感を伴うような場合.

ワンポイントアドバイス

　飲水制限の必要な CKD 患者さんには便秘の合併も多く, 皮膚疾患の増悪の一因にもなります. 十味敗毒湯❻に含まれる柴胡は天然のステロイドともいわれ, 慢性の炎症を改善します. 当帰飲子㊆は四物湯㊆ (当帰・芍薬・川芎・地黄) を含み, カサカサした病変を潤します. 消風散㉒は石膏を含み, 熱の籠るような皮疹に用います.

皮膚掻痒症（湿疹なし）

温清飲 ㊼ or 当帰飲子 ㊆

温清飲㊼は黄連解毒湯⑮に四物湯㋑（皮膚に潤いを与える）を加えたもの．四物湯㋑の構成生薬には鎮静・鎮痙作用があり，その他の生薬には鎮（止）痒作用があります．

ワンポイントアドバイス

　CKD に多いカサカサの掻痒感の原因に腎不全による掻痒誘発物質の蓄積，カルシウム・リンの異所性石灰化，副甲状腺ホルモンの影響，皮膚の乾燥などが考えられています．温清飲㊼，当帰飲子㊆に含まれる当帰・芍薬・川芎・地黄には鎮静・鎮痙作用があり，他の4つの生薬（黄連・黄芩・黄柏・山梔子）とうまく作用して止痒効果が得られます．

88002-893 JCOPY

急性期の帯状疱疹

基本

各種症状

特殊

呼吸器

消化器

血液

腎泌尿 産

脳神経

運動器

精神

耳鼻咽喉

皮膚

越婢加朮湯 ㉘ ＋ 五苓散 ⑰

越婢加朮湯㉘は熱感を伴う皮疹を，五苓散⑰は炎症に伴う浮腫を
改善します．

ワンポイントアドバイス

　プレガバリンや NSAIDs などの西洋医学の消炎鎮痛薬は，
強い痛みにも効果が強いメリットがありますが，高齢者や透
析患者では減量が必要になるなど，使いにくいといった問題
もあります．漢方薬であればこのような心配はいらず，西洋
薬に併用することも可能です．結果的に，西洋薬の使用量を
減量することも期待できます．

帯状疱疹後神経痛

ファーストチョイス

胃腸が弱い

ワンポイントアドバイス

　帯状疱疹の治療は西洋薬が基本で，発疹が出現してからの時間勝負です．現在はファムシクロビル，アメナメビルなどCKD患者さんに使いやすい抗ウイルス薬が有用です．帯状疱疹後神経痛に移行したら，トラマドール，デュロキセチン，プレガバリンなどのほか，難治性の場合は硬膜外ブロックや脊髄電気刺激療法を行います．

麻黄附子細辛湯 ❿

広く使用可能な痛み止めです.

五苓散 ⓱

麻黄附子細辛湯❿を飲むと胃腸症状が出るような場合
に、炎症が強い時期に発疹に伴う腫れを抑える目的で
用います.

ワンポイントアドバイス

　麻黄附子細辛湯❿には名前のごとく麻黄が含まれており,
主に虚弱な方では消化器症状の副作用が出やすいので, そん
なときは五苓散⓱を用います. 五苓散⓱の鎮痛作用自体は強
くありませんが, 猪苓・沢瀉・茯苓など利水作用をもつ生薬
を含むので, 帯状疱疹の皮疹に伴う腫れを取り去るだけでも
痛みは楽になると考えられます.

　しかし，実際には芍薬甘草湯❻を投与しても無効な症例も多く存在します．透析患者の各種合併症に対して五苓散❶は広く使用されますが，除水困難症や筋けいれんに対する五苓散❶の臨床効果を多数例で検討した報告はないため，著者は透析患者の体内環境を水のアンバランス（水滞）と捉え，五苓散❶を用いた臨床研究を行いました（概要は以下の通り）．

● 当院外来で慢性血液透析中の患者120名のうち，週1回以上の頻度で透析中に下肢の筋けいれんを認め，既に他の西洋医学的治療を行ったにも関わらず，除水困難症に改善のない20名に対し五苓散❶5g分2/日を投与，投与前後で効果を比較した．

● 寺澤の水滞スコアは投与前の40.9±8.7点から投与後33.2±7.8点に減少，透析中の10%塩化ナトリウム液（20 mL/本）の週あたりの投与量は投与前の2.9±0.6本から投与後1.9±0.6本/週に減少，血中BNP濃度も投与前平均165.4±48.3 pg/mLから投与後平均148.4±39.0 pg/mLに減少，収縮期血圧は投与前には平均90.8±15.0 mmHgとやや低めで推移したが投与後には平均100.1±13.5 mmHgと上昇・改善が得られた（P<0.01）．

● 以上より，五苓散❶に維持透析患者の除水困難症・筋けいれんに対する予防効果を認めた．その効果はⅡ型糖尿病合併の有無に関わらず確認できた．五苓散❶は透析中の筋けいれんへの予防方法の1つとなる可能性がある．（和田健太朗：日東医誌 Kampo Med, 2012；63：3, 168-175）　　　　（和田）

あとがき

　今回のフローチャート漢方薬シリーズは，私が専門としている CKD 保存期＆透析期を対象としています．CKD の患者さんでは，多くの合併症や訴えが認められます．このような診療現場では，従来の西洋医学で対応できないケースにもしばしば遭遇します．そんなとき，漢方薬を用いることにより，診療の幅が広まることが期待できます．CKD の診療にあたる西洋医に漢方の有用性を理解してもらうためには，まずはCKD の補完医療としての立ち位置がベストであろうと考えます．しかし，何といっても保険診療で治療できることが，他の代替医療とは大きく異なる魅力の一つです．本書の執筆にあたっては，漢方独自の表現などをできるだけ避けることにより，漢方の初心者でも抵抗なく受け入れていただくことを意識しました．また，紙面の許す限り，多くの問題に対処できるようにしたため，項目は多岐にわたりますが，CKD 診療の現場におけるクリニカルパール集として，白衣のポケットにしのばせてうまく活用していただければ幸いです．

　新見正則先生は，まず 300 例に漢方薬を使用してみましょう，と説かれています．まさしくその通りで，まずは身近な人からできるだけ多くの方に漢方薬を処方して，その効果を実感していただきたいと思います．中にはうまくいかないケースもあるでしょう．しかし，それは西洋医学でもありうることです．本書では，治療がうまくいかなかった場合には次の一手も示してあります．ある程度症例を重ねたら，うまくいったケース，うまくいかなかったケースそれぞれについて，その理由を自分なりに考察してみてください．困ったと

きは身近な漢方好きの医師や薬剤師の先生に相談するのも良いでしょう．そのうちご自身の発想で，もっとよい処方が生まれてくる可能性もあるでしょう．

　私は新見先生のご著書を創刊当初から全て愛読してきた熱心なファンであり，地方にいながらも多くのことを教えていただいてきましたが，今回恐れ多くも新見先生と共著を執筆させていただく機会に恵まれました．本書の執筆にあたっては，新興医学出版社の林峰子社長と，漢方.jp でおなじみの薬剤師・中山今日子先生からも終始貴重なアドバイスをいただきながら，日頃から自分が書きたいと思ってきたことを書籍化する環境をいただくこともできました．この場を借りて皆様に感謝申し上げます．

2022 年 7 月

和田 健太朗

88002-893 JCOPY

参考文献

新見正則 ……………………………………………………………………

1) 松田邦夫, 稲木一元：臨床医のための漢方［基礎編］. カレントテラピー, 1987

2) 大塚敬節：大塚敬節著作集　第1巻～第8巻 別冊. 春陽堂, 1980-1982

3) 大塚敬節, 矢数道明, 清水藤太郎：漢方診療医典. 南山堂, 1969

4) 大塚敬節：症候による漢方治療の実際. 南山堂, 1963

5) 稲木一元, 松田邦夫：ファーストチョイスの漢方薬. 南山堂, 2006

6) 大塚敬節：漢方の特質. 創元社, 1971

7) 大塚敬節：漢方と民間薬百科. 主婦の友社, 1966

8) 大塚敬節：東洋医学とともに. 創元社, 1960

9) 大塚敬節：漢方ひとすじ―五十年の治療体験から―. 日本経済新聞社, 1976

10) 松田邦夫：症例による漢方治療の実際. 創元社, 1992

11) 日本医師会 編：漢方治療の ABC. 日本医師会雑誌臨増 108(5), 1992

12) 大塚敬節：歌集杏林集. 香蘭詩社, 1940

13) 三潴忠道：はじめての漢方診療十五話. 医学書院, 2005

14) 花輪壽彦：漢方診療のレッスン. 金原出版, 1995

15) 松田邦夫：巻頭言：私の漢方治療. 漢方と最新治療 13 (1)：2-4, 世論時報社, 2004

16) 松田邦夫, 稲木一元：漢方治療のファーストステップ改訂第二版. 南山堂, 2011

17) 清水藤太郎：薬局の漢方. 南山堂, 1963

18) 新見正則：本当に明日から使える漢方薬. 新興医学出版社, 2010

19) 新見正則：西洋医がすすめる漢方. 新潮社, 2010

20) 新見正則：プライマリケアのための血管疾患のはなし漢方診

療も含めて．メディカルレビュー社，2010

21) 新見正則：フローチャート漢方薬治療．新興医学出版社，2011

22) 新見正則：じゃぁ，死にますか？ —リラックス外来トーク
術—．新興医学出版社，2011

23) 新見正則：簡単モダン・カンポウ．新興医学出版社，2011

24) 新見正則：じゃぁ，そろそろ運動しませんか？ 新興医学出
版社，2011

25) 新見正則：iPhone アプリ「フローチャート漢方薬治療」

26) 新見正則：じゃぁ，そろそろ減量しませんか？ 新興医学出
版社，2012

27) 新見正則：鉄則モダン・カンポウ．新興医学出版社，2012

28) 松田邦夫・新見正則：西洋医を志す君たちに贈る漢方講義．
新興医学出版社，2012

29) 新見正則：症例モダン・カンポウ．新興医学出版社，2012
新見正則：飛訳モダン・カンポウ．新興医学出版社，2013

30) 新見正則：患者必読医者の僕がやっとわかったこと．朝日新
聞出版，2014

31) 新見正則：フローチャート漢方薬治療 2．新興医学出版社，
2014

32) 新見正則：3 秒でわかる漢方ルール．新興医学出版社，2014

33) 新見正則，樫尾明彦：スーパー★ジェネラリストに必要なモ
ダン・カンポウ．新興医学出版社，2014

34) 新見正則：実践ちょいたし漢方．日本医事新報 4683(1)，2014

35) 新見正則：患者さんのためのフローチャート漢方薬．新興医
学出版社，2015

36) 新見正則：実践 3 秒ルール 128 漢方処方分析．新興医学出版
社，2016

37) 新見正則，樫尾明彦：モダン・カンポウ上達チェックリスト．
新興医学出版社，2016

38) 新見正則：サクサク読める漢方ビギナー処方ドリル．新興医
学出版社，2016

39) 新見正則：ボケずに元気に 80 歳！—名医が明かすその秘訣．
新潮文庫，2017

88002-893 JCOPY

40) 新見正則：論文からひもとく外科漢方．日本医事新報社，2017
41) 新見正則：メディカルヨガ―誰でもできる基本のポーズ．新興医学出版社，2017
42) 新見正則：フローチャートこども漢方薬―びっくり・おいしい飲ませ方―．新興医学出版社，2017
43) 新見正則：フローチャートがん漢方薬―サポート医療・副作用軽減・緩和に―．新興医学出版社，2017
44) 新見正則：イグノーベル的バランス思考―極・健康力―．新興医学出版社，2017
45) 新見正則：フローチャート高齢者漢方薬―フレイルこそ漢方のターゲット―．新興医学出版社，2017
46) 新見正則，千福貞博，坂﨑弘美：漢方♥外来ナンパ術．新興医学出版社，2017
47) 新見正則，チータム倫代：フローチャート皮膚科漢方薬―いつもの治療にプラスするだけ―．新興医学出版社，2018
48) 新見正則，古郡規雄：フローチャートメンタル漢方薬―臨床精神薬理学の第一人者が教えます！―新興医学出版社，2019
49) 新見正則，千福貞博，坂﨑弘美：漢方♥外来―先生，儲かりまっか？．新興医学出版社，2019
50) 新見正則，鈴木美香：フローチャート女性漢方薬―とくに女性には効果バツグン！―新興医学出版社，2019
51) 新見正則，棚田大輔：フローチャートいたみ漢方薬―ペインと緩和にさらなる一手―．新興医学出版社，2019
52) 新見正則，千福貞博，坂﨑弘美：スターのプレゼン 極意を伝授！．新興医学出版社，2020
53) 新見正則，中永士師明：フローチャート救急漢方薬―リアル救急でも使える！―．新興医学出版社，2020
54) 新見正則，中山今日子：フローチャート薬局漢方薬―薬剤師・登録販売者専用―．新興医学出版社，2020
55) 新見正則：コロナで死ぬな！開業医．新興医学出版社，2020
56) 新見正則：抗がんエビデンスを得た生薬ファイア．新興医学出版社，2021

和田健太朗 ……………………………………………………………………

1) 和田健太朗：透析医のための漢方薬テキスト―西洋医学で対応しきれない透析合併症に漢方で挑む！―. アトムス, 2018

2) 和田健太朗：透析で使う漢方薬―患者のQOL向上のために―. 中山書店, 2008

3) 和田健太朗：高齢者漢方医学―健康長寿を目指す漢方医学・中医学・薬膳―（元気と美しさをつなぐヘルシー・エイジング・シリーズ No.5). 医学と看護社, 2013

4) 和田健太朗：東洋医学で毎日スッキリ！疲れない体をつくる本―70の新習慣―（知的生きかた文庫). 三笠書房, 2016

5) 山家敏彦, 和田健太朗：実践透析ガイド―トラブル・アクシデント対応. 中山書店, 2008

88002-893 JCOPY

索 引

た

な

88002-893 JCOPY

【著者略歴】

新見　正則　Masanori Niimi, MD, DPhil, FACS

1985 年	慶應義塾大学医学部卒業
1993 年～1998 年	英国オックスフォード大学医学部博士課程留学
	移植免疫学で Doctor of Philosophy（DPhil）取得
1998 年～	帝京大学医学部に勤務
2002 年	帝京大学外科准教授
2013 年	イグノーベル医学賞
2020 年	新見正則医院開設

専門

消化器外科，血管外科，移植免疫学，日本東洋医学会指導医・専門医，労働衛生コンサルタント，日本体育協会認定スポーツドクター，セカンドオピニオンのパイオニアとしてテレビ出演多数。漢方医学は松田邦夫先生（東大 S29 年卒）に学ぶ．

趣味　トライアスロン，中国語，愛犬ビションフリーゼ

和田　健太朗　Kentaro Wada, MD, PhD

1997 年	日本医科大学卒業　日本医科大学内科臨床研修医
2005 年	日本医科大学大学院博士課程修了（博士・医学）
	日本医科大学旧第二内科、東京医科歯科大学腎臓内科、社会保険中央総合病院（現・東京山手メディカルセンター）腎臓内科などを経て、
2008 年	日本鋼管福山病院（広島県）内科腎臓専門部長・透析センター長

専門

内科（とくに腎臓病，透析療法，老年病），漢方．日本内科学会（総合内科専門医，指導医），日本腎臓学会（専門医，指導医，評議員），日本透析医学会（専門医，指導医），日本老年医学会（専門医，指導医，代議員），日本東洋医学会（専門医，指導医），日本アフェレシス学会（専門医，評議員）

趣味　旅行，登山，古美術．

©2022　　　　　　　　　　　　　　　第 1 版発行　2022 年 9 月 26 日

フローチャート慢性腎臓病 漢方薬　　（定価はカバーに表示してあります）
CKD の多様な症状や訴えに！

イラスト　高野綾美　　　　　著者　新見正則・和田健太朗

発行者　　　　　　林　　峰子

発行所　　株式会社 新興医学出版社

〒113-0033　東京都文京区本郷6丁目26番8号
電話　03(3816)2853　　FAX　03(3816)2895

検　印
省　略

印刷　三報社印刷株式会社　　ISBN978-4-88002-893-4　　郵便振替　00120-8-191625